기적을 만드는
걷기 혁명

기적을 만드는 **걷기 혁명**

초판 1쇄 2021년 06월 24일

지은이 이수경 | **펴낸이** 송영화 | **펴낸곳** 굿웰스북스 | **총괄** 임종익

등록 제 2020-000123호 | **주소** 서울시 마포구 양화로 133 서교타워 711호

전화 02) 322-7803 | **팩스** 02) 6007-1845 | **이메일** gwbooks@hanmail.net

© 이수경, 굿웰스북스 2021, *Printed in Korea*.

ISBN 979-11-91447-36-1 03510 | **값 15,000원**

가장 안전하고 쉬운 100세 건강 프로젝트

기적을 만드는 걷기 혁명

이수경 지음

굿웰스북스

프롤로그

이 책의 원고를 쓰면서 많은 고민과 걱정이 앞섰다. 누구나 다 아는 '걷기'에 대해 어떻게 써 내려가야 독자에게 와닿을까? 걷기는 단순하고 평범한 것이기 때문에 어려웠다. 과학자, 의학자도 아니다. 걷기를 좋아하는 평범한 사람의 입장에서 메시지를 전하고 싶었다.

걷는다는 것은 아주 단순하고 평범하지만, 삶에 큰 의미를 부여하는 것 같다. '다 걷고 있는데 무슨 걷기를 하라는 것이지?' 의문을 가질 수도 있다. 이 책에서 말하는 것은 의식주를 위한 필수적 걷기가 아니다. 일반인이라면 걷지 않는 사람이 어디 있겠는가. 운동 개념으로 생각하고 꾸준히 걷자는 것이다. 출퇴근을 위한 일상생활 걷기, 몸과 마음 건강을 위한 운동 걷기, 힐링을 위한 장거리 여행 걷기를 말한다.

히포크라테스는 "최고의 약은 걷는 것이다."라고 말하고 있다. 걷기는 몸과 마음의 스트레스를 해소해준다. 지속적인 스트레스는 두통과 위장 질환 등 각종 질병을 유발한다. 그리고 정신 질환까지 위협하고 있다. 하루 30분 정도 꾸준한 운동 걷기는 육체적, 정신적 건강에 큰 도움을 준다. 걷기는 온몸의 근육과 관절을 사용하므로 척추 건강에도 좋으며, 체중 관리로 몸의 각선미를 유지시켜준다.

나의 걸음걸이 모습을 알아보자. 무릎을 쫙 펴고 걷는지, 발바닥의 착지 부위는 어디인지. 걷는 모습을 알아야 제대로 된 걷기를 할 수 있다. 나쁜 걷기 자세는 무릎과 골반 허리 등 척추 관절에 무리를 주므로 통증을 유발할 수 있다. 제대로 걸으려면 걷기 자세 교정이 필요하다. 정확한 자세로 걷는다면 운동 효과는 배가된다.

걸을 때는 어깨를 가볍게 펴고, 가슴을 뒤로 조금 젖힌다. 아랫배는 앞으로 조금 미는 기분으로 걸으면 된다. 무릎은 발돋움하는 쪽 다리를 쭉 뻗는다는 기분으로 걸어라. 그리고 엄지발가락을 앞으로 차듯이 내디디면 좋다. 발 모양이 팔자처럼 바깥쪽으로 많이 틀어져 걷는다면, 양쪽 엄지발가락을 의식하며 양발이 평형이 되도록 걸어보라. 발의 착지 부위는 걸을 때와 뛸 때가 다르다. 걸을 때는 뒤꿈치가 바닥에 먼저 닿고 새끼발가락에서 엄지발가락으로 착지한다. 뛸 때는 발의 앞 축 발가락 부위가 먼저 닿는다. 걷기와 반대라고 생각하면 되겠다. 신체와 체력에 따라 걷기와 뛰기의 발 모습은 다를 수 있다. 나의 발모양이 궁금하다면 걸으면서 유심히 살펴보길 바란다.

출퇴근할 때 걸어서 지하철이나 버스 등 대중교통을 이용하자. 점심식사 후, 자리에 앉아 있는 것보다 주변에 있는 공원을 걸어보자. 그리고 하루 일과를 마치고 귀가 후에는 주변을 산책하자. 아침에는 머리가 맑고 상쾌해지며, 오후에는 혈액 순환을 촉진하여 기억력과 집중력 향상에도 도움을 줄 것이다. 저녁에는 몸과 마음의 스트레스를 해소하여 편안한 잠자리를 맞이할 수 있다.

햇살을 좋아한다면 한낮에 힘차게 걸어보라. 햇살이 싫다면 일출 전 아침시간, 일몰 후 저녁시간을 이용하여 걸으면 어떨까. 자기 스타일대로 걸어보자. 무릎과 허리 등 척추, 관절이 불편하다면 스틱을 이용하자. 한 손 또는 양손으로 스틱을 짚고 가면 수월한 걷기가 된다. 스틱을 잡고 걸으면 다섯 손가락을 지속해서 사용하게 되며 악력을 키울 수 있다. 손과 발이 힘차게 활동하도록 걸어보자.

머릿속에 걱정거리가 많다면 명상 걷기를 하라. 긍정적이고 창의적인 생각이 떠오를 것이다. 가족과 연인과 함께 걸으면, 소통과 대화로 끈끈한 정이 새록새록 솟아오른다. 한 걸음씩 내디딜 때마다 주먹을 불끈 쥐어보자. 머리부터 발끝까지 혈액 순환이 되어 온몸에 에너지가 넘쳐날 것이다.

이 책에서는 저자의 경험과 체험담 및 에피소드를 많이 기술하였다. 책의 재미와 흥미를 위함이었다. 그리고 독자들의 걷기에 대한 힘과 용기를 부추겨 몸과 마음의 스트레스를 해소했으면 좋겠다는 마음이 담겨 있었다. 부디 부디 많이 걸어서 건강하고 활기찬 나날이 되었으면 좋겠다. 여러분의 걷기를 항상 응원하며 좋은 일만 가득하길 빈다.

마지막으로 끝까지 책을 쓸 수 있도록 용기와 힘을 주신 〈한국책쓰기1인창업코칭협회〉의 김태광 대표 코치님과 굿웰스북스 출판사 관계자에게 깊은 감사의 말씀을 드린다. 그리고 건강하게 성장해준 세 자녀 소현이, 유선이, 채현이에게 고맙게 생각하고, 항상 옆에서 힘이 되어준 사랑하는 아내에게도 진심으로 고맙다는 말을 전한다. 우선 하늘나라에 계신 아버지와 홀로 계신 어머니에게 한 권의 책을 보내고 싶다.

목차

2장 내가 **걸으면서 알게 된** 것들

3장 **모든 길**을 나만의 **피트니스센터**로 여겨라

4장 **제대로 걷는** 8가지 방법

1장

언제부터
그렇게 **걸었어요?**

01

걷기만큼 좋은 운동은 없다

조물주는 왜 하루 세끼를 먹도록 인간을 창조하였을까. 눈을 비비고 일어나면 아침을 먹는다. 출근하면 직장 동료들과 점심을 먹어야 되고, 저녁에는 회식을 해야 된다. 우리가 먹고 마시는 음식량이 너무 많다. 그래서 각종 질병을 유발한다.

조물주가 인간을 먹지 않아도 살 수 있는 존재로 창조하였으면 얼마나 좋았을까. 찬란한 태양의 빛을 받으면 몸속에 에너지가 충전되도록 말이다. 그러면 많은 음식 섭취로 인한 질병도 없을 것이다. 그리고 하루 세끼 먹는 시간을 아껴 자신과 가족을 위해 많은 시간을 유용하게 쓸 것이다. 남녀 간 사랑도 두 손만 꼭 잡으면 애정이 통하도록 했더라면 좋았을 것이다. 요즘처럼 얽히고설키는 사건 사고도 없지 않겠는가. 연인들은 우후죽순 들어선 모텔을 찾아다닐 필요 없고, 길거리나 공공장소에서 꼴불견 애정 행각도 없을 것이다.

그러나 조물주가 인간에게 주신 최고의 선물은 두 발로 꼿꼿하게 걸을 수 있도록 한 것이다. 인간에게 준 최고의 선물은 직립 보행이다. 캥거루처럼 두 발을 동시에 옮겨 껑충껑충 뛰며 앞다리와 꼬리로 땅을 짚는다면 끔찍하지 않겠는가. 조물주는 인간에게 위대한 걷기 혁명을 선물해주신 것이다.

유년 시절 산 한 고개를 넘어 초등학교를 다녔다. 등교하는 데 2시간, 마치고 집으로 하교하는 데 2시간이 걸렸다. 그 시절에는 학교에 가는 것이 매일 즐거웠다. 친구들을 만나 이야기하고 뛰어노는 것이 너무 좋았다. 공부는 뒷전이었다. 쉬는 시간에는 운동장을 뛰어다니며 까기 게임(엉덩이 차는 게임)을 하며 뛰어놀았다. 학교를 마치고 집으로 가는 길에는 산 중턱에 모여 친구들과 잡기 놀이를 하다 해가 질 무렵 어두컴컴해지면 집으로 갔다.

어떻게 보면 어릴 때의 생활은 걷고 뛰기가 습관화된 일상이었다고 할 수 있다. 그 시절에는 누구나 걷고 뛰면서 분주하게 생활했다. 대부분 가난에 허덕이며 모든 아버지 어머니는 자식을 키우며 먹고살기에만 급급했다. 어쩌다 보는 승용차 타고 다니는 사람들이 최고 부러움의 대상이었다. 동네에서는 승용차 구경하기도 힘들었다.

요즘 밖을 나가보면 걷는 사람들이 부쩍 늘었다. 연세 많으신 할아버지, 할머니, 중년 아저씨, 아주머니, 젊은 남녀 직장인, 학생 등 남녀노소 불문하고 열심히 운동 걷기를 한다. 걷는 방식과 스타일도 사람마다 각각 다르다. 각선미를 자랑하며 힘차게 걷는 모습을 보면 덩달아 걷고 싶은 마음이 저절로 생긴다. 그만큼 이제는 잘 먹고 잘 걸으면 건강하다는 것을 말해준다.

건강에 대한 사람들의 인식이 많이 바뀌었다. 과거에는 입에 풀칠하기도 힘든 시기였다면 지금은 많이 먹어서 병이 생기는 세상이다. 과거 운동은 돈 많고 경제적 여유, 시간적 여유가 있는 사람이 하는 것이었다.

현재는 어떤가. 너 나 할 것 없이 운동으로 건강 관리를 하고 있다. 그리고 건강식품 한 개 이상은 다 먹고 있다. 우리의 수명이 100세가 아니라 150세까지도 간다고 추측하는 과학자도 있으며, 평균수명 100세는 점점 다가오고 있다. 주변의 어르신들은 90대에 사망하시는 분들이 많다. 생명과학의 비약적인 발전도 한몫했지만, 걷기와 뛰기 등 운동에 관심을 많이 가졌기 때문이다.

2016년 한여름에 개봉한 〈부산행〉 영화가 떠오른다. 액션 스릴러 공상

영화였는데 관객 수가 1,100만 명이 넘었다. 영화에 호기심을 느끼고 재밌게 관람했다. 정체불명의 바이러스가 서울에 퍼졌다. 너 나 할 것 없이 서울을 탈출하여, 안전한 부산으로 가는 열차에 탑승한다. 살기 위해 목숨 걸고 사투를 벌이는 내용이었다. 요즘 '부산행 영화 내용이 현실이 된 것인가.'라는 착각에 빠져들 때가 있다. 우리나라를 비롯하여 전 세계가 코로나19 바이러스에 전염된 지 벌써 1년이 넘었다. TV를 보거나 신문기사를 보면 '코로나 환자 증가 몇 명, 감소 몇 명' 하는 내용뿐이다. 지겹게 느낄 정도다. 현재 NASA에선 우주정거장을 오가고 있고, 영국 민간우주 관광업체 버진갤럭틱은 내년부터 우주관광 사업을 위해 일반인에게 티켓을 판매하고 있다. 지금의 시선으로선 이해할 수가 없다.

코로나 이후, 걷는 사람들 수가 많이 늘었다. 실내 생활에 불안을 느껴서 그런지 바깥을 나가보면 걷는 사람들이 확연히 많이 증가한 것을 피부로 느낀다. 연세 드신 어르신, 중년 부부, 패기가 넘치는 젊은 청년 그리고 부모님 따라 손을 잡고 걷는 아이들을 보면 운동 걷기가 대세라는 것을 알 수 있다. 남녀노소가 힘차게 자기 스타일 대로 옷을 입고 신발을 신고 걷는다. 어떤 여성들은 레깅스를 입고 걷거나 뛰면서 각선미를 자랑한다. 레깅스는 활동력이 있고 착용감이 좋아 요즘 유행하는 옷이다. 중년 여성들도 레깅스를 많이 입는 것을 볼 수 있고 남자들도 입는다. 이제 운동할 때 레깅스는 필수 의류가 되었다. 몸에 딱 붙는 압축감, 안정감, 편안함에 레깅스를 사랑하게 된 것 같다.

어떤 사람들은 애완용 강아지와 함께 걷는다. 강아지는 꼬리를 살랑살랑 흔들며 주인을 따라 다닌다. 눈동자가 초롱초롱한 것을 보면, '오래 살고 볼 일이야. 주인을 잘 만났구나.'라는 생각이 든다.

평범한 직장인, 가정주부라면 당장 걸었으면 좋겠다. 시간이 날 때 걷는다고 미루지 말고 그냥 나가서 걸어라. 나가면 마음이 홀가분해진다. 운동 걷기를 하면 육체적, 정신적 효과가 탁월하다. 나는 육체적인 효과보다 정신적인 효과에 빠져들었다. 가슴이 트이는 듯한 기분과 상쾌한 머리는 온몸 스트레스를 하늘로 날려버리는 느낌을 준다.

직장 내 스트레스 해소에는 운동 걷기가 최고다. 대인 관계로 인한 스트레스, 승진 관계로 인한 스트레스, 실적 관계로 인한 스트레스, 곳곳의 스트레스가 우리를 괴롭힌다. 스트레스는 함께 가야 할 나쁜 동반자라고 할까. 동반자는 싫건 좋건 우리와 함께 가야 된다. 그래서 스트레스는 없애는 것이 아니고, 관리하는 것이 더 중요하다고 생각한다.

나는 금수저, 은수저, 동수저도 아닌 흙수저로 태어났다. 평범한 직장인으로 외벌이 인생을 살았다. 월급으로 세 자녀 키우는 것은 너무 힘든 일이었다. 각종 공과금 보험료 등으로 생활비는 터무니없이 모자랐다. 집에선 3형제 중 맏이였고, 집안에서 장손이었다. 부모님, 형제, 친척들은 나를 바라보는 눈이 남달랐다. 무모하게 살 수도 없는 것이고, 평범하게 직장생활하며 밥만 먹고 살아야 했다. 힘들 때는 '대리운전이라도 해 볼까. 집사람하고 같이 다니면 하루 몇만 원이라도 벌 텐데.'라는 생각을 했다. 세 자녀를 키우는 부부가 밤에 자녀들을 집에 놔두고 대리운전을 한다는 건 무책임하고 무모한 행동이라는 생각에 포기했다. 집안의 가장 으로서 느끼는 강박감은 이루 말할 수 없었다. 집사람, 큰딸, 작은딸, 막내아들에게 능력 없는 아빠로 비춰지는 것이 정말 싫었다. '돈도 못 버는 능력 없는 아빠' 생각만 해도 너무 싫었다. 가정과 직장생활에서 받는 정신적 육체적 스트레스는 차곡차곡 쌓여만 갔다.

　나에게 닥친 현실을 포기할 수 없었다. 몸과 마음의 스트레스를 해소하면서 심리적 안정을 찾고 싶었다. 그동안 해오던 태권도, 검도, 복싱보다 걷고 뛰기에 집중했다. 그리고 장거리 여행 걷기를 시작하게 되었다. 수만 보씩 걸으며 명상을 하며 사색에 잠기기도 했다. 나의 작은 일상 걷기는 장거리 여행 걷기로 이어졌다. 걷기는 몸과 마음의 스트레스를 없애주고 생활에 활력을 준다.

　심리학 용어 사전에 보면 '스트레스'는 '인간이 심리적 혹은 신체적으로 감당하기 어려운 상황에 처했을 때 느끼는 불안과 위협의 감정'이라고 쓰여 있다. 그러나 이것은 병원 치료를 받아야 할 정도의 스트레스라고 한다. 큰 스트레스가 오기 전에 대응하는 것이 중요하지 않을까. 스트레스가 쌓이면 초조하고 불안해지며 혼자 우울해지거나 식욕이 떨어질 수도 있다. 만병의 원인이 스트레스라고 한다.

　스트레스의 주요 원인은 직장생활과 인간관계이다. 일상생활 속 안전한 곳은 없으며 어디든 스트레스는 존재할 수밖에 없다. 스트레스는 대인 관계, 가족 관계, 금전 관계에서만 오는 것은 아니다. 운전 중 차량 정체와 끼어드는 차량에도 스트레스를 받을 수 있다. 걷는 것은 아주 평범하면서도 기본적인 운동이다. 운동 걷기는 몸과 마음의 건강을 지킨다. 스트레스를 해소하고 머리를 맑게 하여 우울증 예방 효과도 있다. 걷기는 대표적인 유산소 운동이다. 큰돈 들지도 않고 시간을 따지지도 않는다. 발걸음을 가볍게 자유롭게 어디든지 걸어보자.

나는 몸과 마음의 치유를 위해 걸었다

'마스크를 착용하세요!'라는 안내방송을 들은 적이 있는가? 그렇다면, 요즘 지하철을 이용하여 생활 걷기를 하는 사람이다. 지하철역 입구에서 교통카드를 태그하면 흘러나오는 멘트다. 이 멘트를 들으면 '혹시 내가 마스크를 착용 안 했나.'라는 생각이 든다. 그래서 마스크를 손으로 한 번 만져보고, 코 부위까지 올려 꼼꼼하게 착용한 적도 있다. 코로나19가 1년이 훌쩍 지나면서 일상생활 속 마스크 착용은 필수적인 행동이다.

공공장소의 마스크 미착용을 거의 볼 수 없는 이유는 그것이 과태료 처분 대상인 것도 있지만, 코로나19에 대응하는 시민들의 의식이 그만큼 많이 변했음을 보여준다. 코로나19 초창기에는 지하철, 버스, 택시에서 마스크 미착용으로 인한 시비가 빈발했었다. 요즘은 마스크를 착용하지 않으면 마음이 불안해진다. 무슨 잘못을 저지른 죄인 같은 기분이 앞서기 때문이다. 가방에는 예비 마스크를 항상 넣어 다닌다. 혹시 마스크의 끈이 떨어지거나, 분실하게 되면 비상용으로 쓰기 위해서다.

지하철 타는 것이 습관화되면서, 지하철이 얼마나 사랑스러운지 모른다. 비가 오나, 눈이 오나, 바람이 부나, 항상 제시간에 도착한다. 1분의 오차도 없다. 믿음직스럽다. 오늘 고산역(대구 2호선)에서 지하철을 탔다. 시내에서 외로운 늑대 형님을 만나기 위해서다. 형님이 자칭 외로운 늑대라고 한다. 그래서 외로운 늑대 형님이라고 부른다. 형님은 대구상고 선배님이시고, 중·고·대학교 시절에는 럭비 선수로 활동하셨다. 나하고는 둘도 없는 사이다.

외로운 늑대 형님을 만나러 지하철을 타고 시내 방향으로 가고 있었다. 그런데 옆 칸의 20대 여학생이 신발을 신은 채로 양발을 의자에 올리고 있는 것이다. 지하철을 오랜 기간 타고 다녔지만 도대체 이 여학생의 행동은 납득할 수가 없었다. 꽉 찬 좌석에 어른들이 바로 옆과 앞에 앉아 있는데, 너무 무례한 행동이라는 생각이 들었다. 그래서 학생이라고 불렀는데도 대답이 없었다. 귀에 블루투스 이어폰을 끼고 있었던 것이다. 잠깐 기다렸는데도 두 발을 내리지 않는 것이다. 주변에 나이 드신 분들이 쳐다봐도 눈치를 못 채는 것이었다.

그래서 내가 다가가서 한마디했다. "학생, 지하철 의자 위에 발을 올리면 되겠어요? 그것도 신발을 신고."라고 말했더니 발을 내렸다. '혹시 말대꾸라도 하면 어떡하지.' 생각했는데, 발을 내리면서 빤히 쳐다만 봤다. 나의 눈매가 날카로웠는지 눈을 아래로 깔았다. 미안하다는 표정은 조금도 없었다. 그냥 못 본 척할 수도 있었지만, '이건 아닌데.'라는 생각이 앞섰다. 솔직히 지하철 의자에 발을 올린다고 죄가 되는 것은 아니다. 경범죄처벌법에 처벌 조항도 없다. 공중도덕이나 에티켓 정도로만 생각해야된다.

목적지인 반월당역에 하차하기 위해 일찌감치 자리에서 일어났다. 여학생 옆으로 다가가 도대체 무슨 공부를 하는지 살짝 보았다. 계정과목의 분류라는 것을 열심히 쓰고 읽는 것을 보니 재무제표와 관련된 것 같았다. 상업고등학교 출신이라 대충 알 수 있었다. 마음속으로 '상과대학교에 다니는 학생이구나.'라는 생각을 했다. 경산에는 영남대학교, 대구대학교, 대구가톨릭대학교, 경일대학교, 호산대학교 등 많은 대학교가 있다.

열심히 공부하는 학생의 모습은 보기 좋았다. 그러나 더 중요한 공중도덕을 몰랐던 것이 아쉽다. 공중도덕은 집이 아닌 밖에서 지켜야 할 예절이나 규칙이다. 사회생활과도 밀접한 관계가 있다. 공동체의식을 배우는 것이다. 너무 공부에 심취해 의식하지 않은 행동일 수도 있다. 그러나 더불어 가는 세상이다. 지식 공부만큼이나 남을 배려하는 공중도덕을 알

앉으면 좋겠다.

나는 모친을 엄마라고 부른다. 엄마는 한평생 온갖 장사를 하신 분이다. 지금도 서문시장 한 귀퉁이에서 과일을 판다. 뵐 때마다 애처롭게만 느껴진다. 홀로 계신 엄마는 시장에 나가서 사람을 만나고 장사하는 것이, 집에 있는 것보다 낫다고 한다. 집에 있으면 허리 무릎과 온몸이 다 아프다고 한다. 어떻게 보면 맞는 말이다. '나이가 들수록 할 일이 있어야 한다.'라는 말에 공감한다. 나도 그렇게 살려고 노력하고 있다. 체력만 된다면 죽는 날까지 일하고 싶다. 그래서 건강 관리를 위해 걷고 뛰고 있는 것이다.

모친은 고혈압, 당뇨병, 뇌경색 질병을 앓고 있다. 평생 새벽에 일어나 일하시고, 자식들을 뒷바라지했다. 너무 고생을 해서 얻은 병이다. 엄마는 새벽 4시 30분에 알람을 맞췄다. 그때 일어나서 용변을 보고, 씻고 도매시장으로 나간다. 평생 억척같이 사셨다. 시간이 없는 줄 뻔히 알면서도 제발 운동 좀 하라고 말한다. 그래서 날씨 좋은 날에는 도매시장까지 40분 걸어서 간다. 노년 나이에 40분 운동 걷기는 괜찮다. 사실 이때밖에 시간이 없는 것이 아쉽기도 하다.

엄마가 생활하는 주변은 병원들의 집합소다. 내과, 치과, 신경외과, 정형외과, 안과, 피부과, 이비인후과 등 개인 병원과 큰 병원들이 많다. 몸이 아프거나 불편하시면, 바로 근처 병원으로 가시는 것을 보면 장남으로서 안심이 된다. 엄마가 내과 병원을 다녀오시더니 이런 말씀을 한다.

"의사 선생님이 요즘 감기 환자가 없다고 해. 코로나19로 인해 모든 사람이 마스크를 착용하기 때문이다."라는 것이다. '그럴 수도 있겠구나. 감기는 호흡기하고 관련이 있으니. 마스크를 끼면 감기 환자가 없을 수도 있겠지.'라는 생각을 했다.

손목에 차고 있는 갤럭시 핏은 수시로 '힘내세요. 멋지게 해냈어요.'라고 격려의 메시지를 보내준다. 1만 보를 걸으면 축하 알림도 준다. 기특한 놈이다. 많은 기능이 있지만 필요한 것만 확인한다. 바쁘게 사는데 모든 기능을 아는 것도 피곤하다. 오늘은 20,019걸음을 걸었다. 걸어서 볼일 보러 다니고, 헬스장에서 30분가량 가볍게 뛰었다.

중년이 되면 운동 방법과 방식에도 조금씩 변화를 줘야 한다. 20~30대 젊은 나이에 하던 운동량을 생각하면 안 된다. 중년 나이에 운동 욕심을 부리면 관절, 근육 등에 부상을 입을 수 있다. 신체와 나이를 맞춰 운동하자. 과거는 잊어버리자. 나는 유산소 운동 70%, 웨이트 트레이닝 30% 정도 한다. 하루 딱 기분 좋고 힘들지 않다.

나는 만성적으로 앓고 있는 병이 있다. 고혈압, 역류성 식도염, 요로결석이다. 폭식, 폭음, 스트레스가 원인인 것 같다. 꾸준한 운동도 중요하다. 그러나 그보다 중요한 것은 음식을 조절하는 인내력도 필요하다. 신장이 172cm 인데 몸무게가 78kg까지 나간 적이 있다. 팔, 다리 등 골격이 선천적으로 약하다. 나의 체질에 78kg은 심각한 비만이다. 대부분

배 부위에 살이 집중적으로 찐다. 복부 비만인 것이다. 오뚝이처럼 말이다.

그 후 나는 '몸무게 71kg 이하'라는 목표만 생각했다. 그리고 음식량을 조절하며 일상생활 걷기, 운동 걷기와 뛰기를 하면서 71kg 이하로까지 감량했다. 어떨 때는 70kg 이하로 줄면 날아가는 기분이다. 목표를 이뤘다는 성취감과 희열 때문이다. 그리고 건강 관리를 위해선 운동을 지속적으로 해야 된다. 꾸준히 걷고 뛰기를 반복하고, 근력 운동도 함께 해주고 있다. 절대 무리는 하지 않는다. 운동 상해를 입을 수도 있고, 몸이 지치면 집중력이 떨어진다. 그렇지만 장거리 여행 걷기를 할 때는 무리할 경우도 있다. '여행 걷기'라는 편안함과 안락함, 성취감 때문이다.

지속적인 운동으로 인해 체중은 많이 줄었고, 체중 관리가 잘되고 있다. 그랬더니 고혈압 수치는 120-130mmHg 정도로 정상이다. 역류성 식도염은 걷고 뛰는 운동을 한 후, 위장 기능이 많이 좋아져 호전되었다. 조금만 먹으면 배가 부르니 적게 먹게 되고, 배변도 시원하다. 요로 결석은 2~3년 전후로 응급실에 실려 갔다. 그런데 10여 년 동안 괜찮다. 요로 결석 통증으로 병원 가면, 결석 파쇄술로 병원비도 30만 원가량 나온다. 병원비도 부담스럽다.

'걷고 뛰는 것과 요로 결석이 무슨 상관이 있다는 거야?'라고 의구심을 가질 수도 있다. 내가 겪어본 바에 의하면 밀접한 관계가 있다. 요로 결석이 종류와 형태도 많지만, 간단히 말하면 방광과 요도 등 요로계가 결석으로 막혀 있다고 보면 된다. 매일 걷고 뛰기가 요로계를 막고 있는 작은 결석들을 빠져나가게 한다. 10년 이상 아무런 증상이 없었다. 요로 결석의 통증이 올 때가 되면 몸에서 이상 징후가 온다. 소변을 보면 시원하지 않거나, 옆구리가 조금 불편해진다. 매일같이 걷고 뛰기를 한 후 모든 기능이 좋아졌다. 남들은 소변기에서 기도하듯이 오래 걸리는 사람도 있지만 금방 볼일을 끝낸다.

이 모든 것이 걷고, 뛰면서 이뤄낸 결과이고 성과이다. 건강 관리에 만족한다. 젊었을 때는 몸을 불리는 웨이트 트레이닝 같은 무산소 운동에 집중했다. 현재는 걷고 뛰기 등 유산소 운동을 1순위로 둔다. 과거 태권도, 검도, 복싱 운동도 많이 했었다. 솔직히 남에게 지기 싫어서 시작한 운동이 현재는 고단자가 되었다. 이제는 격기 운동은 잘 안 한다. 좋은 운동이긴 하지만 중년이 되니까 걷기와 뛰기 운동이 더 좋아졌다. 몸도 가볍고 스트레스도 해소되면서 머리를 맑게 해주었다.

현대인들은 성인 10명 중 1명이 우울증을 경험한다고 한다. 나 역시 경험했다. 갱년기와 함께 우울증이 오는 것 같았다. 직장 스트레스로 인해 감정 변화도 심해지고, 정서적으로 불안감도 심해졌다. 이럴 때 특효약은 운동이다. 순발력을 요구하는 무산소 운동보다, 지속적으로 할 수 있는 걷기와 가볍게 뛰기 등 유산소 운동을 권한다.

직장 스트레스, 걸으면서 차버려라

"당신이 스트레스를 받고 있다면, 한 가지 질문을 하라. 5년 후에도 이 것이 문제될 것인가? 만약 그렇다면, 해결하려고 노력하고, 아니면 넘어 가라."

미국의 동기계발자이자, 작가인 캐서린 펄시퍼가 한 말이다.

스트레스는 만병의 근원이라고 한다. 직장에서나 가정에서나 스트레 스가 없는 곳이 없다. 우리가 생활하는 모든 곳, 어디에나 스트레스는 숨어 있다. 생활 전반에 도사리고 있는 스트레스를 받아들이는 방법에 따라 해결할 수도 있고, 피해가 더 커질 수도 있다. 스트레스는 평생 함께 가야 하는 친구 같은 동반자이다. '스트레스는 없애는 것이 아니라, 관리하는 것'이라고 말하는 사람도 있다. 나 자신이 스트레스를 어떻게 받아들이고 해소하느냐가 생활의 관건인 것 같다.

스트레스를 해소하는 방법은 술과 담배에 의존하는 사람, 골프, 테니스, 배드민턴, 탁구 등과 같은 취미 활동을 하는 사람, 책을 읽거나 영화를 보는 사람 등 자기의 스타일에 따라 여러 가지이다. 과도한 스트레스는 몸과 마음을 지치게 한다. 생활의 집중력을 떨어지게 하고, 활력과 흥미를 잃게 하고, 일상생활을 무기력하게 한다. 과도한 술과 담배는 건강을 해칠 수 있다는 것은 누구나 알고 있다.

과거 대구 중구 도원동에는 '자갈마당'이라는 윤락가가 있었다. 100여 년 전 자갈이 깔려 있던 이곳이 집창촌으로 변하면서 일명 자갈마당으로 부르게 되었다는 말이 전해지고 있다. 현재는 다 철거되고, 도원힐스테이트 아파트 공사가 한창이다. 2024년도에 아파트가 완공 예정이라고 한다. 당시 윤락업소는 65개소가량 있었으며, 여기서 일하는 종업원의 수는 700여 명가량이었다. 밤이 되면 빨간 불빛이 번쩍거렸다. 말 그대로 홍등가였다. 이곳에는 자갈마당 조합사무실도 있었다. 윤락업소 업주들끼리 단합과 친목을 도모하는 장소였다. 이 지역에 위치한 D은행 지점장이 바뀌면, 제일 먼저 방문 인사하는 곳이 자갈마당 조합사무실이었다. 그 당시 현금이 엄청 많이 돌았던 것을 증명하는 것이다.

나는 중부경찰서 정보계에서 사회단체의 집회와 시위를 담당했다. 자갈마당 윤락가 업소가 왜 담당 업무가 되었는지 모르겠지만, 행정동으로 업무를 구분한 것 같다. 글을 쓰는 데 직업을 밝히는 것은 이해해주길 바란다. 솔직담백하게 글을 쓰고 싶고, 책의 재미와 호기심을 위해선 솔직하게 쓰는 것이 낫다고 생각한다. 이 글에는 직장 사례가 다수 있음을 미리 말씀드리고 싶다. 걷기로 스트레스를 극복한 사례라고 생각하면 된다.

그 당시 자갈마당에서는 기존 업주와 신규 업주 간에 마찰이 엄청 심했다. 조합에서는 필사적으로 극구 반대하며 이런저런 방법으로 방해 공작을 했고, 서울에서 내려온 신규 업주는 ○○의 백그라운드를 등에 업고 기세등등했다. 자갈마당 윤락가의 기존 업주와 신규 업주의 충돌은 계속되었다. 서로 간에 신고와 신고를 거듭했다. 기존 업주들은 생존권 사수라는 명목으로 종사자들과 함께 자갈마당 입구에 모여 집회까지 했었다. 웃기는 일이 아닐 수 없다. 단체행동을 관리하는 입장인 나는 매일 자갈마당으로 나가볼 수밖에 없었다.

어느 날 밤, 신규 윤락업소 앞에 장작불을 피워놓고, 20여 명의 윤락업주들이 모여 있었다. 신규 윤락업소 영업을 방해하는 무언의 시위인 것 같았다. 그땐 분위기만 보고 사무실로 돌아왔다. 그런데 관할 파출소장은 그 광경을 서장에게 바로 보고한 것이다. '이 형사가 말을 잘못해서 윤락업주들이 더 흥분하고 시끄러워졌다.'라는 허위 보고를 한 것이다. 집에 쉬고 있던 소장이 어떻게 보고했는지 궁금했다. 나중에 알게 되었는데, 직원의 말만 듣고 사실과 다르게 탁상 보고를 한 것이었다.

그로 인해 서장은 나를 다른 부서로 인사 조치를 명했다. 기도 안 찼다. 머리와 가슴이 터져나갈 것 같았다. 허위 보고를 한 소장에게 전화로 항의를 했으나, 전화를 끊어버리는 것이었다. 뒤통수를 맞은 분노를 풀수가 없었다. 무거운 머리를 숙이고 목적지 없이 이곳저곳 계속 걸어 다녔다. 3시간 이상을 걸은 것 같다. 이런저런 생각에 머리가 복잡했지만, 시간이 지날수록 평정심을 찾을 수 있었다. '너무 분하고 억울하지만 참고 이겨내자.'라는 마음이 들기 시작했다. 의학계에서 말하는 도파민·세로토닌·엔도르핀 등 신경전달물질이 기분을 좋게 하고 안정을 찾게 한 것 같다. 무작정 걸으며 사색에 잠겼을 때, 가족과 세 자녀 얼굴이 번뜩 떠오르던 것을 잊을 수 없다.

그 이후, 방범순찰대 부관으로 갔다. 그 일을 계기로 마음의 결심이 섰었다. 못다 한 공부를 더 하고, 불어난 몸무게를 감량해야겠다고 결심했다. 피해에 대한 보상심리 같은 것이 작용한 것이다. 아침저녁으로 걷고 뛰고, 근력 운동을 했다. 밤에 즐겨 마시던 술과 음식량도 확 줄였다. 6개월 만에 78kg이던 몸무게를 68kg까지 감량을 했다. 어마어마한 체중 감량이지 않은가. 바지 허리를 다 줄이느라 수선비도 많이 들었다. 몸은 가볍게 날 것만 같았고, 기분은 홀가분했다. 그 일을 계기로 대학원까지 공부할 수 있었고, 체중 감량하여 건강한 육체를 갖게 되었으며, 인생을 되돌아보는 기회가 되었다. '위기를 기회'로 만들 수 있었던 것이다. 걸으면서 사색과 명상을 하면 좋은 생각이 떠오른다.

경찰이라는 직장은 계급사회로서, 상명하복의 관계다. 경찰에 입직하는 방법은 너무나 많다. 경찰대학교, 간부 후보생, 일반순경 공채, 분야별 경과 특채, 무도대회 특채 등 입직 과정이 복잡하고 다양하다. 입직을 해서도 시험승진, 특별승진, 심사승진의 기회를 얻어 빠르게 승진하는 직원들도 많다. 욕심 없이 먹고사는 것에 급급한 직원들이 대부분이다. 나 역시 말단으로 현장을 뛰어다닌다. 현장에서는 보고 느끼는 인생사도 참 많았다. 그때그때 비공개 블로그에 사진과 글을 함께 올려놓는다. 노년이 되어서 추억을 되새기는 기회가 될 수 있기 때문이다. 그리고 어떻게 아는가. 책을 쓰는 자료가 될지 말이다. 퇴근 시간만 기다리는 것은 직장인의 한결같은 마음이다. 그러나 직장생활 속에 체험한 사진 한 장 남기면 좋지 않을까. 직장이라는 울타리에서 벗어나면 그만인 것이다. 한 장의 추억사진으로 담아두자. 인생 1막 2장에 많은 힘과 보탬이 될 수도 있지 않겠는가.

파출소에서 야간 근무를 할 때였다. 경찰서에서 과장이 감독 순시를 나왔다. 나 같으면 박카스라도 한 통 사오련만 빈손으로 와서는 "자네는 눈이 왜 그리 피곤해 보여. 눈이 충혈되었네." 하는 것이다. 밤새 야간 근무를 서야 되는데 피곤한 것은 당연한 것이지 않은가. 그리고 눈에 안구 건조증 등 다른 질병이 있을 수도 있는 것이다. 그날은 밤새도록 일하면서도 힘도 나지 않고 스트레스는 더욱 쌓였다. 새벽에 역류성 식도염으로 가슴 이곳저곳을 쿡쿡 찌르는 듯한 통증을 느꼈다. 스트레스는 위산 과다로 인해 위장병을 발생하게 한다.

현재는 SNS 발달, 직장협의회 구성 등 시대의 변화로 인해 경찰조직 문화도 과거보다 훨씬 나아졌다. 그들도 몸 사리기를 많이 한다. 구설수에 오르면 득보다 실이 많다는 것을 알기 때문이다. 그런데도 아직까지 몇몇 사람이 직간접적으로 갑질하는 것을 보면 안타까운 현실이다.

직장과 가정 등 사회생활에서 받는 스트레스를 해소하는 나만의 방법이 있다. 머리가 터져나갈 것 같은 스트레스를 받으면 많이 걷는다. 목적지를 정해놓고 명상 걷기를 한다. 그러면 마음이 안정되고, 머리가 맑아지면서 긍정적인 생각이 든다. 좋은 생각과 영감이 떠오를 때도 많았다.

현재 뇌경색이나 심근경색 같은 병으로 입원하거나 사망하는 지인들을 가끔 본다. '남의 일이 아니구나.'라는 생각이 들지만, 시간이 지나면 무심해진다. 고혈압, 당뇨병과 같은 성인병과 뇌경색, 심근경색 같은 심혈관 질환의 예방과 관리는 꾸준한 운동이 중요하다. 걷기는 30분 이상 지속적으로 해야 된다. 시간이 된다면 1시간 이상 운동 걷기를 했으면 좋겠다. 걷기는 신체의 운동량을 증가시키고, 심폐기능도 좋아진다. 긍정 호르몬인 도파민과 세로토닌도 생성된다고 한다. '이제 직장에서 받는 스트레스 걸으면서 차버려라.'

04

일상의 걷기가 올레길 완주로 이어졌다

일상생활 걷기는 혼자 하는 경우가 많다. 직장 출퇴근, 지인 만남, 길흉사 참석, 개인 볼일 등은 혼자서 걷거나 대중교통 수단을 이용한다. 출퇴근할 때는 조그마한 가방을 맨다. 잡동사니를 넣어 다니면, 개인 사생활이 편리하다. 그리고 지인 만남, 길흉사에 참석할 때는 술을 마시는 경우가 많다. 그럴 때도 걷거나 대중교통을 이용한다. 개인 차량을 이용할 경우, 주차 문제와 대리운전에 신경을 써야 된다.

나는 블루투스를 귀에 꽂고 영상을 보며 걷는다. 몸과 마음이 홀가분하다. 가고 싶은 곳 마음대로 걸어가며 이곳저곳 구경한다. 조금만 걸으면 인근에 버스정류장, 지하철 승강장이 있다. 장소 이동이 자유롭다. 나만의 이동 걷기 자유는 즐길 만하다. 대중교통 이용에는 시간적인 제한이 있다. 좋은 점은 귀가를 일찍 서두르게 한다는 것이다. 지하철은 오후 11시에서 오전 1시 사이에 다 끊긴다(지역마다 다름). 택시 탈 생각은 아예 없다. 심야 시간에는 요금도 부담되지만, 택시 타는 것이 습관이 될 수도 있기 때문이다. 회식도 2차, 3차로 길어지고, 그다음 날 몸도 피곤하고 돈 씀씀이도 많아진다.

동료들 간의 회식은 대부분 넉넉잡아 3시간이면 다 끝난다. 다들 술기운에 한잔 더 마시기 위해 자리를 이동한다. 그래서 늦어지는 것이다. 나는 핑계 아닌 핑계를 댄다. "지하철 막차가 23시 30분입니다. 먼저 일어나겠습니다."라고 말한다. 인사 후 살며시 일어나 지하철을 타고 집으로 간다. 술김에 택시비 준다고 술 한잔 더하자는 사람도 있다. 나중에 헤어질 땐 새빨간 거짓말이다. 주지도 않지만 택시비 달라고 할 수도 없다. 부끄러운 일이다.

승용차를 가지고 온 사람들은 대리를 불러야 되고, 대리기사가 올 때까지 기다려야 한다. 대리운전 기사도 돈을 벌기 위한 직업이다. 손님들의 대리 콜이 많은 지역을 선호한다. 주로 유흥가, 식당가 등이다. 한참 기다렸는데도 안 오면 오기가 발동한다. 그러다 큰코다친 분들이 많은 것 같다. 요즘 음주 처벌 수위가 엄청 높아졌다. 수치를 0.03으로 하향했으며, 처벌 수위 벌금은 많이 상향되었다. 삼진 아웃은 없고 이진 아웃이다. 여러분은 음주운전 꿈도 꾸지 않길 바란다. 가정이 흔들릴 수 있다. 한순간의 실수가 나와 가족에게 큰 고통을 줄 수 있다는 것을….

일상생활 걷기는 여러모로 좋은 일이 많았다. 집 근처에 매호천이라는 냇가가 있다. 이 물길 따라가면 남천, 금호강을 만나고, 나아가 낙동강을 만난다. 매호천은 사시사철 항상 많은 물이 흘러내린다. 냇가에서 두루미, 물오리들이 친구처럼 곁에서 놀고 있다. 물오리와 흰 두루미는 물속 피라미를 잡느라 머리를 쏙 넣었다 뺐다를 반복한다. 매호천 산책로는 잘 조성되어 있다. 아침부터 저녁 늦은 시간까지 많은 사람이 운동 걷기를 한다. 애완용 강아지는 꼬리를 살랑살랑 흔들며 함께 걷는다. 요즘 목줄을 다 하는 것을 보면, 다른 사람에 대한 배려심도 많아진 것 같다.

오후, 저녁 시간을 이용해서 걸을 때가 많다. 집사람과 같이 걸으면서 이런저런 대화를 나눈다. 연세 드신 부모님 이야기, 자녀들 이야기, 직장 이야기, 부동산 이야기를 나누며 걷는다. 걷고 되돌아오면 2시간 정도 걸린다. 그러면 기분도 상쾌하고, 몸과 마음의 스트레스가 해소되는 기분이다.

C. N.이라는 후배가 있다. 오랫동안 태권도 체육관을 운영하고 있다. 체육관은 생계유지를 위한 직업이었고, 패기 넘치는 젊음을 보낸 장소다. 그런데 요즘 기분이 우울하고 의욕이 떨어진다며 맥이 빠져 있다. 가끔 만나서 술도 한잔하고, 통화도 자주 한다. 그때마다 체육관을 그만둔

다고 말을 한다. 후배는 과거의 열정이 사라진 것 같다. 후배한테 규칙적인 운동을 하든지, 취미 생활을 해보라고 권유도 많이 했다. 여러 가지 고민거리로 수심이 가득 차 보였다.

어느 날 오후 해가 질 무렵 후배가 궁금해졌다. 휴대폰으로 전화를 걸었더니, 집 근처에 있는 산책로를 혼자 걷고 있었다. 후배는 체육관은 정리할 예정이고, 직장생활을 해볼까 생각 중이라고 말했다. 지금까지 해왔는데 조금 더 하라고 설득했지만, 후배의 생각은 완강했다. 이런저런 대화를 나누면서 "서로 힘내서 살자."라고 말했다.

C. N. 후배는 걸으면서 복잡한 생각을 정리하고 스트레스를 해소하고 있는 것이었다. 걷기는 스트레스를 해소하여 우울증을 예방하는 효과도 있다. 도파민·세로토닌·엔도르핀의 분비를 증가시켜 긍정적인 에너지를 가져온다. 그래서 걸으면서 깊은 생각을 하는 것 같다. 후배의 앞날에 좋은 일만 가득했으면 좋겠다.

걷기는 시간적, 장소적 제한을 그렇게 많이 받지 않았다. 나의 일상생활 걷기는 차츰차츰 커졌다. 제주 올레길 걷기, 부산 갈맷길 걷기로 이어졌다. 제주 올레길은 26개 코스가 있다. 26개 코스 안에 섬 일주 코스가 포함되어 있으며, 또 다른 작은 코스들이 생긴 것 같다. 컴퓨터에 저장된 제주 올레길 사진을 찾아보았다. 올레길 걷기는 2017년 12월 7일 시작해서 2019년 11월 2일까지 걸었다. 2년가량이 소요된 것이다. 독자들은 '어떻게 2년이나 걸렸어?'라고 말할 수 있다.

세 자녀를 키우는 직장인이 시간 내기는 녹록지 않다. 그것도 부부가 사이좋게 함께 걸었기 때문이다. 부부 시간 맞추기, 항공권 예약하기, 숙소 알아보기, 소요 경비 마련하기 등 제주도에 한 번 가는 일은 쉽지 않다. 계획을 잡고 떠나야 한다. 항공권만 예약된다면 일사천리로 진행된다. 그런데 제주도 항공권은 원하는 날짜에 맞춰 예약하기가 힘들다. 우리가 항공권 예약 날짜에 맞춰 떠나는 것이 나을 것 같다.

제주도 올레길은 7코스부터 걸었다. 비행기 타고 온 기분을 만끽하고 싶었고, 해안 경치를 보고 싶었다. 여러분도 기분 전환을 위해 바다를 찾을 때가 가끔 있을 것이다. 그래서 무엇보다 바닷가 경치가 즐비한 올레길 7코스를 선택한 것이다. 그 후 1코스부터 21코스까지 차례대로 걸었다. 올레길은 섬이 많이 포함되었다. 우도, 가파도, 마라도, 차귀도, 상추자도, 하추자도, 비양도 등이다. 날씨가 안 좋아 여객선이 출항하지 않으면, 하루 걷기 목표 달성에 차질이 생긴다. 그냥 멍 때리며 기다리는 것보다, 섬 코스는 남겨두고 다음 코스로 직행하는 것이 좋다. 배가 언제 출항할지 관계자도 모른다. 하늘만 알 뿐이다.

그리고 제주도는 일출 시간보다 일몰 시간에 민감해야 된다. 하절기는 해가 길지만 동절기는 해가 짧다. 오후 5시만 되면 어두컴컴해지기 때문에 남은 거리에 맞춰 시간 안배를 잘해야 된다. 잘못하면 길을 잃거나 조난사고도 생긴다. 올레길 도시 지역을 걸을 때는 가로등 불빛과 도로를 따라 걸으면 된다. 하지만 시골길을 걸을 땐 불빛 하나 없는 작은 산길, 숲속 오솔길을 걸어야 한다. 올레길 구간을 표시하는 작은 깃발만 보고 산길을 걸어야 된다. 어두워지면 올레길 깃발은 보이지도 않는다.

올레길 19코스를 걸을 때였다. 19코스는 조천 만세동산에서 김녕 서포 구까지 총거리 19.4km 가량이다. 동북리 마을운동장에 다다랐을 때 갈 등이 생겼다. 완주를 하기에는 애매모호한 시간대였다. 곧 어두워질 것 으로 보였지만, 목적지 완주를 위해 끝까지 걷기로 마음을 굳혔다. 무작 정 아무런 장비도 없이 무모하게 걸었다. 산속을 진입할 때쯤, 마을 어귀 에서 동네 주민을 만났다. "어두워지는데 어려울 텐데요."라고 말하는 것 이다. 어떻게 할 수가 없었다. 되돌아가는 길은 너무 멀고 힘이 들었기 때문이다. 뛰다시피 목적지로 향해 걸어갔다. 점점 어두컴컴해지더니, 달빛도 숲속에 가려 암흑이 짙은 숲속이었다. 너무 컴컴하고 무서웠다. 들어보지도 못한 산새 소리, 풀 속의 귀뚜라미 소리, 바싹바싹 짐승 발자 국 소리까지 들렸다. 어두컴컴한 좁은 숲속을 빠르게 걷고 있었지만 발 걸음은 무의식 상태였다.

큰 짐승이 갑자기 숲속에서 튀어나와 우리 앞을 쏜살같이 지나갔다. 무서워 등골이 오싹해지고 소름이 끼쳤다. 자세히 보니 고라니였다. 죽 기 살기로 빠른 걸음으로 숲속을 빠져나갔다. 휴대폰 플래시를 켜고 뛰 었다. 그때 휴대폰에게 큰 고마움을 느꼈다. 일상생활에 없어서는 안 될 가족 같은 존재감을 느꼈다. 승용차는 자주 못 바꾸지만, 휴대폰은 자주 바꿔야겠다는 생각을 했다.

나의 일생생활 걷기는 이렇게 장거리 여행 걷기로 이어졌다. 여행지 구간을 정해 산과 들을 따라 사색을 하며 무작정 걷는다. 하루 5시간 이상을 걷는 것은 기본이다. 매일 장거리 여행 걷기를 할 수는 없다. 직장이라는 울타리에 갇혀 있는 평범한 월급쟁이이며, 다자녀 아빠이기 때문이다. 그러나 평소 일상생활 걷기, 운동 걷기는 매일 실천한다. 운동이 부족하다 싶으면 하루 30분 이상 뛸 때도 있다. 직장에서 받은 스트레스를 걷고 뛰면서 날려버렸다.

지속적인 걷기와 뛰기 운동은 몸과 마음의 건강을 지킨다. 하루 일주일 걷기가 평생 걷기가 된다. 하루 1천 보 걷기가 1만 보 걷기가 된다. 걷기가 습관화되면 하루 5만 보도 거뜬히 걸을 수 있다. '생각만 하지 말고 당장 걸어보자. 모든 근심 걱정이 싹 사라질 것이다.'

05

나는 먹고 마시기 위해 걷는다

영국 속담에 "우유를 마시는 사람보다 우유를 배달하는 사람이 더 건강하다."는 말이 있다.

우유 배달원은 집집마다 배달을 위해 걷고 뛰는 등 많은 신체 활동을 한다. 그러나 우유를 받아먹는 사람은 집에서 우유만 마신다. 그만큼 신체 활동이 없다는 것이다. 신체 활동량과 운동을 비유한 것이다. 우유를 받아먹는 사람이 걷기와 뛰기 등 꾸준한 운동을 하며 우유를 마셨다면 이야기는 달라질 것이다. 운동 후 우유도 마셨으니, 건강에 파란불이 켜질 것이다.

운동과 노동은 분명히 다르다고 말하고 싶다. 매일 건설 현장에서 일하는 노동자, 배달업에 종사하는 택배기사는 매일 새벽부터 늦은 오후까지 하루 종일 신체 활동을 한다. 그러면 운동량이 많은 것인가? 그건 아니라고 생각한다. 건강을 위한 신체 운동은 의식을 가지고 기분 좋게 신체 활동을 하는 것이다. 내가 의식하지 않는 활동은 운동이 아니고, 노동이라는 것이다. 나의 머릿속 잠재의식에 '지금 건강을 위한 운동을 시작했어. 육체적, 정신적 스트레스가 해소되고 기분이 좋아질 거야.'라고 말해야 한다.

의학 전문가들에 의하면 격렬하고 과도한 운동과 스트레스는 몸속에서 활성산소가 생성되어 건강에 악영향을 일으킨다고 한다. 운동을 직업적으로 하는 엘리트 운동선수와 건강을 위해 꾸준히 기분 좋게 운동하는 일반인 중, 누가 더 건강하게 오래 살 것이라고 생각하는가? 후자가 더 건강하고 오래 산다는 조사가 있었다. 운동선수를 비하하거나 모욕을 주는 것은 절대 아니다. 막내아들도 중리중학교 때부터 현재 서원대학교까지 복싱선수로 활동하고 있다. 엘리트 선수들은 하루 종일 기본 체력 훈련과 기능 향상 훈련을 한다.

새벽, 오후, 야간 훈련 등 일반인들의 운동량과는 비교도 안 된다. 직업이 운동인 것이다. 관절, 근육, 인대, 심폐 기능 등에 무리가 갈 수밖에 없다. 젊은 패기로 견디고, 이겨내는 것이다. 선수 생활을 그만두고 꾸준한 운동과 자기 건강 관리를 하는 사람도 있지만, 일부는 선수 은퇴하고 건강 관리를 하지 않아 각종 질병이 오기도 한다.

'나는 먹고 마시기 위해 걷는다.'라는 말을 자주 한다. 식탐이 많고 술을 좋아한다. 그래서 먹고 싶은 거 먹고 꾸준히 운동하는 편이다. 걷기와 뛰기, 근력 운동은 매일 한다. 시간이 없으면 건너뛸 때도 있지만, 좋아하는 음식을 먹고 마시기 위해서는 꾸준한 운동을 해야 된다. 건강을 지키기 위해는 체중을 유지하는 것이 무엇보다 중요한 이유이기도 하다. 먹은 양보다 운동량이 적으면 살이 찔 수밖에 없다. 그래서 먹는 양이 많다면 그에 맞춰 운동량을 늘린다. 아니면 최소한의 음식만 먹으려고 애쓴다. '걷기와 뛰기' 유산소 운동으로 체중을 관리한다. 칼로리 소비와 심폐 기능 향상에는 빠른 걷기와 뛰기가 좋다. 여러분한테도 걷거나 가볍게 뛰는 것을 적극 추천하고 싶다.

무릎 관절이 안 좋은 사람은 등산이나 뛰는 것보다 평지를 걷는 것이 낫다. 아니면 완만한 경사의 걷기 코스가 좋을 것 같다. 무릎은 뛰거나 가파른 산에서 내려올 때는, 평지를 걷는 것보다 무릎에 2배 이상의 부하가 걸린다. 무릎에 보호대를 착용하는 것도 좋은 방법이긴 하다. 선천적으로 무릎이 약하거나 후천적으로 질병이 있다면 편안한 무릎 보호대를 하는 것이 바람직하다. 자기 무릎 체형에 맞춰 편한 것을 구입하면 된다.

부산 갈맷길 7코스에는 금정산성을 걷는 구간이 있다. 금정산성의 원효봉에 도달하면, 7코스의 '힘든 구간은 끝이구나.'라는 생각이 든다. 원효봉에 서면 저 멀리에는 바다와 광안대교가 조그마하게 보인다. 산성 돌담에 앉아 등산 가방을 열어 간식을 꺼냈다. 장거리 걷기 도중 휴식하며 먹는 간식은 진수성찬보다 맛있다. 산성 돌담에 앉아 저 아래 경치를 보며 김밥 한 줄, 오렌지 한 개, 이온음료를 먹었다. 구름에 가린 햇살 때문에 걷기와 휴식하기에는 안성맞춤이었다.

갑자기 어디에선가 까마귀 두 마리가 날아오더니, 우리 주위를 빙글빙글 맴도는 것이다. '까악까악' 울어대며 나지막하게 날아다니는 것을 보니, '아차, 이놈들이 굶주렸구나. 먹는 것을 알고 있네.'라는 생각이 들었다. 마음속으로는 다가오면 소시지라도 한 개 던져주려고 했는데, 까마귀는 사람들과 친근하지 못한 것 같다. 먹이를 던져주면 사람 곁으로 오는 비둘기나 갈매기와는 대조적이었다. 예부터 까치는 행운을 주고, 까마귀는 불행을 준다는 말 때문에 까마귀가 홀대를 많이 받은 것 같다. 걸으면서 자연 속에서 만나는 까치, 까마귀, 비둘기, 꿩, 참새, 딱따구리는 걷는 사람들에게 정겨움을 준다. 자연을 벗 삼아 걷는데, 새소리와 물소리가 없다면 어떻겠는가? 뭔가 허전하고 외로운 마음이 들 것이다. 따사로운 햇살, 시원한 바람, 새소리, 물소리, 꽃과 나무 등 자연을 보고 듣고 느껴보자. 우리의 몸과 마음을 편안하게 하고 기분이 좋아질 것이다.

둘째 딸 유선이는 네이버 블로그를 한다. 푸드 전문 블로그 인플루언서라고 한다. 닉네임이 '유또먹'이다. 팬이 1,000여 명 되는 것 같다. 한

달에도 10회 이상 블로그 푸드 체험을 하고 있다. 유또먹 아빠 엄마인 우리는 동행할 때가 많다. 처음 동행할 때는 부끄러웠는데, 자주 가니까 당당해졌다. 그리고 둘째 딸이 포스팅하는 모습을 보니 쉬운 일이 아니었다. 업체 홍보도 많이 되는 것 같았다. 어떤 업주는 카톡으로 직접 연락 온다. 방문해주시면 음식을 제공하겠다는 내용이다. 과거 전단지를 돌려 홍보하던 방식은 구시대적인 방법이다. SNS가 사회에 많은 변화를 주고 있다. 급속한 변화라고 해도 과언은 아니다.

이처럼 평소 먹고 마시기를 자주 하는 편이다. 술도 자주 마신다. 그래서 건강 관리를 위해 걷고 뛰는 운동만큼은 빠지지 않는다. 많이 먹으면 많이 운동해야 된다는 것이 원칙이다. 몸무게 유지를 위해선 덜 먹고, 운동하는 것이 원칙인데 말이다. 매일 걷기와 뛰기는 기본이다. 걷기와 뛰기는 전신 근육을 사용한다. 그래서 걷거나 뛰고 나면 온몸이 개운하고, 머리가 맑아지는 것을 느낀다.

이 글을 쓰는 중에 뉴스와 인터넷 기사에는 서울시장 오세훈, 부산시장 박형준이 당선되었다고 한다. 사전 여론 조사, 출구 조사도 개표 결과와 같았다. 출구 조사의 정확도는 인정할 만하다. 모든 선거에서 출구 조사 발표를 하면 승자와 패자의 분위기가 뚜렷이 갈린다. 누가 되든 정치에는 관심이 없다. 그렇지만 투표는 꼭 한다. 국민의 권리는 포기하지 않는다. 내가 잘 먹고 잘 사는 것이 중요한가, 어떤 정치인이 되는 것이 중요한가? 건강하게 잘 먹고 잘 사는 게 제일 중요하다. 한 표를 얻기 위해 애를 쓰는 정치인 모습을 보니 애처롭게 느껴지지만 박수를 보낸다.

정치는 아무나 하는 것이 아니라고 하지 않는가. 지속적인 사회 활동과 인맥 관리 등 발판이 있어야 한다. 지인 중 한 사람은 90년도부터 지금까지 정치계를 쫓아다니고 있는데도 구의원, 시의원도 한 번 못 하고 있다. 자기는 하고 싶어 하는데 공천이 안 되는 것 같았다. 자기가 좋아하는 일을 하고 있으니, 항상 응원할 뿐이다.

남 따라 하면 안 되는 것이 무엇인지 아는가? 정치, 주식, 가상화폐와 같은 코인이라고 생각한다. 과거 IMF 시절인 1997년부터 주식 투자를 했었다. 주식에 대해선 아무것도 모르는 일자무식이었다. 지금이라면 '주린이'라고 표현하면 될 듯하다. 남들이 하니까. 그냥 따라 한 것이다. 화투판에서 패만 잘 들어오길 바라는 마음이었다. 그냥 사고 기다리면 다 오르는 줄 알았다. 그렇게 시작한 주식 투자가 경제적으로 큰 아픔을 주었다. 안정을 찾는 데 8년 이상의 세월이 걸렸다. 어처구니없는 '묻지 마' 투자였던 것이다.

그리고 가상화폐도 마찬가지다. 남들의 입에 오르내린다면 그만큼 대중화되었다는 것이다. 주식이나 가상화폐(코인)의 열풍이 일어나고, 누구나 투자한다면 상투일 확률이 높다. 많이 올랐다는 것이다. 그때 남 따라 가상화폐에 투자한다면, 급락하거나 하락기에 들어가는 것이다. 사면 내리고 팔면 오르는 것이다. 주식이나 가상화폐 투자도 투자 철학과 방법을 알기 위해서는 꾸준한 공부가 선행되어야 한다. 나는 주식 투자와 코인 투자가 안 맞는 것 같다. 급한 성격도 있겠지만, 인내심이 부족한 탓도 있다. 대부분 사람은 성격이 급하면 인내심도 없지 않던가. 내가 그런 것 같다. 그러나 중년이 되면서는 걷기를 꾸준히 하면서 나쁜 성격을 고치고 있다.

남 따라 하면 안 되는 것이 있는 반면, 걷기는 남 따라 하면 좋은 행동이다. 일상생활 걷기와 운동 걷기는 남 따라 하길 바란다. 습관을 들여 많이 걷고 뛰는 사람은 건강한 삶을 살 수 있다. 걷기는 면역력도 높인다. 면역력이 좋아지면 감기와 같은 질병도 오지 않고, 감기에 걸리더라도 금방 물러날 것이다. 운동 걷기와 건강식품은 금상첨화라고 할 수 있다. 운동 걷기만 해도 면역력이 높아지는데, 건강보조식품까지 복용한다면 멋진 조화인 것 같다. 건강보조식품은 자기의 체질 등 몸에 맞는 것을 꾸준히 먹는 것이 좋다. 꾸준한 운동은 오는 병도 막아준다. 그리고 걸린 병도 내쫓아주며, 더욱 악화되는 것을 막아준다. 여러분도 먹고 마시기를 좋아한다면, 걷고 뛰는 운동은 생활 필수라는 것을 잊지 않았으면 좋겠다.

나는 골프보다 무작정 걷는 게 더 좋더라

    신문 지상에서는 LPGA 투어 골프 경기 기사를 매일 볼 수 있다. 박인비, 고진영 등 많은 골프 선수들의 성적을 사진과 함께 알려주고 있다. 그만큼 골프가 대중화되었다는 것이다. 10년 전에만 해도 골프채 들고 다니는 것을 잘 볼 수 없었는데, 요즘은 주위에서 평범하게 볼 수 있다. 과거에는 일부 부유층만 즐기는 스포츠로 각광 받았다. 현재는 누구나 손쉽게 즐길 수 있는 스포츠이다. 골프 인구도 많이 늘었고, 계속 증가하는 추세다. 대학교에 골프 학과가 있을 정도로 인기가 높으니 말이다.

    여유로운 중년 또는 노년이 되어 골프장에서 라운딩을 하는 모습은 나쁘진 않은 것 같다. 자연에 펼쳐진 넓은 골프장을 친구들과 함께 즐기는 스포츠. 매력적이지 않은가. 다만 체력이 되고 경제적, 시간적 뒷받침은 되어야 할 것 같다.

골프는 장비가 많다. 한가득 찬 골프가방, 신발 등 여러 가지 골프용품을 준비하고 가지고 다녀야 한다. 자동차 없이는 이동하기도 곤욕이다. 자동차와 골프 장비는 서로 떨어질 수 없는 필수 불가결의 관계이다. 무거운 골프가방을 옮기기 위해선 차량이 필수다. 초보 시절에는 7번 아이언 하나만 들고 다닐 때도 있기는 하다.

골프가 대중화되면서 사무실에서는 꼴불견이 속출하고 있다. 내가 근무하는 직장은 쉬는 날이 없다. 24시간 교대 근무를 하는 곳이다. 내근들은 아침에 출근해서 저녁에 퇴근하는 일근을 한다. 하지만 교대 근무자는 교대 시간에 정확한 교대를 해줘야 한다. 식당으로 따지면 24시간 영업이다. 그런데 교대 시간대에 출근해보면 소장은 아침부터 책상에 앉아 골프 영상을 보고 있는 것이다. 밤새 일한 직원에 대한 눈치 배려가 없었다. 직원들은 교대한다고 분주한데 책상에 앉아 골프 영상을 보고 스윙 연습을 하고 있으니 말이다. 어울리는 적절한 행동인가 묻고 싶다. 골프를 한다고 욕하는 것이 아니지만, 분위기를 알아서 처신을 했으면 좋겠다. '슬퍼서 울고 있는데 옆에서는 큰소리로 웃는 모습'과 별다른 것이 무엇이겠는가?

대학교에서 체육학을 전공하면서 골프를 배웠다. 과목에 골프 수업이 있었다. 처음에 배울 때는 골프에 대한 호기심도 있었고, 대중화되지 않아 폼이 나는 기분이었다. 그러나 몇 년을 해보니 싫증이 난 것이었다. 나와 맞지 않았다고 변명하고 싶다. 싫증도 있었지만 먹고사느라 시간적 여유가 없었다. 시간 대비 운동량은 부족하고 돈도 무시 못 했다. 골프공은 나의 컨디션에 따라 제멋대로 날아가는 것이었다. 날아가는 골프공 하나가 스트레스 받기에 딱 좋았다. 고수라면 모르지만 초수였기 때문이다. 그래서 한참 배우고 익혔던 골프를 그만두고 집 구석진 곳에 두었다. 지금 생각하면 집사람한테 미안하다. 생일에 7번 아이언도 선물해줬는데 말이다.

1년 동안 방 한구석에 놓여 있던 골프채가 아까웠다. 그러던 생각에 친구 C. Y.가 골프를 배운다고 말하는 것이다. 그래서 열심히 하라고 격려하는 차원에서 친구에게 풀세트 골프가방과 하프 가방까지 선물했다. C. Y. 친구는 고마운지 맛있는 소고기를 사줬다. 그날 술 한잔하면서 열심히 하라고 격려했더니 고마워했다. 중고품으로 팔아도 50만 원 이상은 충분히 받는데 소고기 한 접시로 끝냈다. 골프화는 발 크기가 달라 줄 수가 없었다. 당근마켓에 올렸더니, 50대 남자가 10분 만에 구입 의사를 표시하므로 3만 원에 직거래했다. 이렇게 해서 초수 골프 인생을 완전히 끝내고 걷기와 뛰기에 집중하게 되었다.

골프를 계속할 수 없었던 이유 중 하나는 오른쪽 어깨의 만성적인 통증 때문이다. 젊을 때 다친 어깨가 아직까지 후유증에 시달리고 있다. 과한 어깨 사용이 통증을 유발하고, 지속적인 힘을 쓰지 못하게 한 것이다. 생활에 불편함은 없지만 근육도 가만히 놔두면 쇠퇴되어 힘을 쓸 수가 없다. 그래서 평소에 어깨 웨이트 트레이닝으로 관리하고 있다. 걷기와 뛰기 운동은 기본이며 안 하면 몸이 찌뿌둥하다.

장거리 여행 걷기를 할 때는 웬만하면 가방을 가볍게 해서 메는 편이다. 무거우면 어깨 통증이 더욱 심해진다. 등산보다 걷기를 좋아하는 이유도 어깨 때문이다. 등산은 가방에 많은 것을 넣어야 한다. 등산 마니아들을 보면 자기 몸 크기만 한 등산 가방을 짊어지는 사람도 있다. 그러나 걷기는 가볍게 최소한 필수품만 조절하여 들 수가 있다. 집 근처 1시간 전후의 운동 걷기는 빈손으로 가볍게 걸으면 된다.

2021년 3월 15일 부산 갈맷길 9코스를 혼자 걸었다. 아침 8시 38분에 경산역에서 부산으로 가는 무궁화호에 몸을 실었다. 혼자 무궁화 열차를 타고 가며 느끼는 사색의 낭만도 즐길 만했다. 부산역에서 내려 지하철 1호선을 타고, 목적지인 노포역에서 내렸다. 9코스는 상현마을에서 기장 군청까지다. 상현마을까지 버스로 이동해야 되는데, 걸어서 9코스 출발점인 상현마을까지 걸어갔다. 약 1시간이 더 걸린 것이다.

9코스는 9-1, 9-2코스로 나눠져 있다. 총길이는 20.5km이다. 그날

스톱워치를 확인하고 캡처한 사진을 보니, 7시간 21분을 걸은 것으로 뜬다. 혼자 걷는 시간이었지만 몸과 마음이 자유로웠다. 시간이 어느새 금방 지나간 것 같았다. 명상 걷기, 몰입 걷기, 동영상 공부 걷기를 하며 9코스의 경치를 즐겼다. 회동수원지, 철마한우, 노거수, 모연정, MTB경기장, 일광산, 기장향교, 공덕비군, 기장읍성, 치유의숲 등 9코스가 자랑하는 명소를 둘러보며 걸었다. 시간이 촉박해서 빠른 걸음을 재촉하며 걷기도 했다.

경치와 경관으로 따지면 부산 갈맷길 중, 9코스는 다른 코스에 비해 별로다. 그냥 장거리 여행 걷기로만 추천하고 싶다. 명상 몰입 걷기를 하면 좋을 것 같다. 이 책에서 나오는 걷기의 명칭은 편리하도록 칭하는 것이다. 특별히 규정된 명칭은 없으니, 편하게 부르는 것이 좋겠다. 걸을 때 식사는 되도록 가볍게 먹는다. 많이 먹으면 걷기도 불편하고 힘들기 때문이다. 주로 아침, 점심은 간편식으로 간단히 먹지만, 물과 음료는 자주 마신다.

참고로 장거리 여행 걷기에서는 포카리스웨트 등 이온음료가 좋다. 이 책에서 나오는 음료수와 물품은 개인적인 생각이다. 업체와 전혀 관계가 없으니 참고만 하시기 바란다. 이온음료는 갈증 해소, 운동 능력 향상, 피로 회복에도 도움이 된다. 그래서 가방에 이온음료 몇 개는 꼭 챙기고, 좋아하는 박카스도 빠지지 않는다. 박카스 맨이라는 별명이 붙을 정도로 박카스를 좋아하며, 육체 피로에는 으뜸인 것을 몸소 느꼈다. 요즘도 즐겨 마신다. 박카스는 1961년도에 출시되었으며, 55년의 전통이 말해주고 있다.

하루 내내 그날의 걷기 일정이 끝나면 성취감 희열을 느낀다. 이때 마시는 시원한 맥주 한잔은 술을 좋아하는 사람만 안다. 고기 한 점과 곁들여 마시는 맥주 한잔은 하루의 걷기 피로를 확 풀어준다. 그 기분은 찌릿하며 말로 표현할 수 없을 정도다.

철마천 부근을 지나 계속 걷고 있는데, 도로 옆 나지막한 산 밑에 작은 정자가 보였다. 휴식을 취하면서 간식을 먹기 위해 그곳으로 갔다. 가지고 온 치킨 샐러드와 계란을 꺼내 맛있게 먹고 있었다. 갑자기 자전거를 타고 온 남자분이 자전거를 세우고, 산 밑에 가서 소변을 보더니 옆에 앉는 것이다. 먼저 "안녕하세요."라고 인사하고 이것저것 자전거에 대해서 물어봤다. "목적지가 어디세요. 자전거 펑크 나면 어떻게 하세요?"라고 물어보니 목적지 없이 그냥 달린다고 했다. 그리고 펑크를 대비해 예비 튜브와 공구 등을 가지고 다닌다고 말했다. 직접 보여주기도 했다. 자전거에도 비상용 장비들을 다 싣고 다니는 것이었다. 67세의 아저씨가 자전거 라이딩을 하는 모습을 보니, '나도 저 아저씨처럼 힘차게 걸을 수 있겠지.'라는 생각이 들었다. 100세까지 대한민국 다 걷기는 나의 목표이다.

장거리 여행 걷기를 할 때도 상비약은 꼭 챙겨야 된다. 주로 두통약,

위장약, 물파스, 밴드 등이다. 우리 몸은 알 수 없다. 갑자기 몸 컨디션이 안 좋아질 수도 있다. 항상 준비하는 습관을 갖자. 운동 걷기 자체가 힐링이므로, 그렇게 많이 쓰이지는 않는다. 그래도 모를 일이니 상비약 챙기는 습관을 가지는 것이 좋다.

운동 걷기는 자기 몸 상태와 신체 조건에 따라 시작하자. 욕심은 금물이다. 나의 운동 걷기 방법은 준비운동으로 몸을 푼다. 그리고 보통 걸음 5분, 빠른 걸음 5분, 가볍게 천천히 뛰기 5분. 이렇게 3번 정도 반복한다. 그러면 45분이 금방 지나간다. 컨디션이 좋으면 더 하고, 안 좋으면 조금만 한다. 본인의 컨디션에 따라 운동하는 것을 권하고 싶다. 무리해서 하는 운동은 몸과 마음에 스트레스를 줄 뿐이다. 스트레스 해소를 위한 운동인데, 스트레스를 받으면 안 되지 않는가. 기분 좋게 시작하자.

걷고 달리기를 반복하면, 심폐 기능 향상에도 효과적이다. 잔잔한 호흡과 큰 호흡을 반복하며, 들숨 날숨 하는 것은 심폐 기능에 좋을 수밖에 없다. 심장박동수가 올라가면 심혈관 건강에 도움이 된다. 과도한 스트레스 또는 과음 등으로 머리가 무겁고 멍할 때가 있다. 이럴 때는 걷기와 뛰기를 반복해라. 머리가 맑아지고 기분은 상쾌해지며 몸은 가벼워진다. 운동 걷기 후, 집중력이 필요한 작업이나 업무를 하면 효율적이다. 여러분도 걷기와 뛰기로 하루를 시작하고 하루를 마무리했으면 좋겠다.

07

우리는 연예인 부부다

연예인 중에서 최수종, 하희라 부부는 누구 못지않게 다정다감한 커플인 것 같다. 1993년에 최수종, 하희라 부부는 모든 연예인과 팬들의 축하를 받으며 결혼했다. 모두가 부러워하는 결혼식이었다. 이들 부부는 현재까지 아무런 구설수가 없다. 부부싸움 없이 남다른 부부 금슬을 자랑한다고 알려져 있다. 일반 대중 입에 오르락내리락하지도 않고 천생연분처럼 사는 것 같다.

이와 다르게 C, C 부부는 대조적이었다. 톱스타인 일본 프로야구에 진출한 남편 C와 스타 배우 C의 만남과 결혼은 큰 화제를 불러일으켰고,

그들의 결혼은 세기의 결혼식이라고 일컬어졌다. 잉꼬부부처럼 잘사는 것처럼 비춰졌는데 사생활이 언론에 알려지면서 말도 많고 탈도 많아 여러 가지 구설수에 올랐다. 그 후, 두 사람의 마지막 소식은 모든 국민을 깜짝 놀라게 했다. 온 언론이 시끄러웠다. '어떻게 이런 일이 있을 수 있을까. 세기의 톱스타들이, 그냥 그대로 살지, 잘못된 만남이었나.'라고 혼자 생각했다.

우리 부부는 자칭 연예인 부부이다. 나의 동명이인은 현재 탤런트와 영화배우로 활동 중이며, 집사람(신은경)의 동명이인은 현재 SBS 인기 드라마 〈펜트하우스〉에서 목욕탕 사모님 때밀이 아줌마로 열연 중이다. 과거에는 〈조폭마누라〉라는 영화 주인공으로도 활약했다. 그 당시 인기는 대단했었다. 집사람과 함께 영화관에서 재밌게 관람했었다.

우리는 1992년도에 결혼했다. 내 나이 26살에 결혼을 했으니 오래 살았다. 집사람은 나보다 한참 어렸다. 학교로는 5년이 어렸고, 나이로는 6살이 어렸다. 우리도 동네 세기의 결혼식이라고 할 수 있었다. 그 당시는 부끄럽기도 했지만 지금은 자랑스럽다. 결혼을 빨리한 덕분에 큰딸 스물아홉 살이고, 둘째 딸 스물여섯 살, 막내아들은 대학교 3학년으로 스물한 살이다. 막내는 생일이 빨라 초등학교를 일곱 살 때 보냈다. 모녀지간에 외출을 하면 언니 동생으로 생각하는 사람도 가끔 있다. 딸이 엄마라고 부르면 주변 사람들이 의아해하며 쳐다본다. 이거 좋은 건지 나쁜 건지 모르겠다.

결혼 전에는 1층 단독주택에 생활했다. 옆집에는 커피보살 아주머니가 살고 계셨다. 대문에는 대나무 깃발이 항상 꽂혀 있었다. 대나무 깃발이 꽂혀 있는 집은 사주팔자를 보는 보살 집이라는 뜻이다. 결혼하기 전 커피보살 아주머니에게 궁합을 봐달라고 말했다. 나이, 생일, 태어난 시간까지 말했다. 염주를 손으로 돌리시더니 "두 사람은 겉궁합이 안 맞아서 사흘 걸러 싸우겠다. 그런데 속궁합은 잘 맞다."라고 말하는 것이다. 지금 생각해보니 그때 본 궁합이 어느 정도 맞는 것 같다. 자식들에게 미안할 정도로 자주 다툰다. 길어지면 한 달 간 부부싸움을 했다. 서로 고집과 자존심이 강하고, 나이 차이와 성격으로 인한 사소한 의견 대립이 많았다.

속궁합은 딱 맞았다. 자주 싸우던 우리는 장거리 여행 걷기를 떠나면 서로 좋아서 못 산다. 사랑 역마살이라고 표현하고 싶다. 걷는 것을 좋아해 하루 종일 걷기만 한다. 목적지에 도착하면 인증샷을 찍고 빨리 식당으로 이동한다. 축 늘어진 몸과 배고픔이 시원한 맥주를 쭉 당기게 한다. 장거리 여행 걷기를 한 후 마시는 시원한 맥주와 음식은 피로를 풀어주며 걷기 완주에 성취욕을 느끼게 한다. 고생 끝에는 낙이 오지 않겠는가.

제주 올레길 걸을 때 렌터카 대여를 하지 않는다. 제주공항에서 내려 버스를 타고 목적지로 이동한다. 휴대폰에는 티머니 교통 제휴카드가 깔려 있다. 전국 어디에서나 사용이 가능하고, 환승도 된다. 지하철은 물론이고, 마을버스도 걱정 없다. 단, 제주도에서는 버스에서 내릴 때 하차 태그를 해야 된다. 아니면 구간에 따라 추가요금이 적용될 수 있다. 깜박 잊고 하차할 때도 가끔 있었다. 그러면 '몇천 원 떡 사먹었네.'라고 생각한다. 올레길 구간은 도심 번화가를 통과할 때도 있지만, 대부분 변두리 외곽지가 많다. 구간 목적지에 도착하면 저녁노을과 함께 해는 저물고 점점 어두워진다.

우리는 숙소를 시내 번화가에 잡는다. 펜션보다 방값도 저렴하고 먹고 마시고 놀기가 좋다. 남녀 청춘들과 어울려 먹고 마시면 젊음을 느낄 수가 있다. 제주 올레길의 경치와 풍경은 걸으면서 보고 듣고 느끼면 되지 않는가. 그래서 한적한 변두리보다 시내 번화가에서 숙박을 한다.

2018년도 12월 초, 연말 분위기가 물씬 풍기는 때였다. 집사람과 이틀간에 걸친 올레길을 걷고 여느 때와 다름없이 신제주에 숙소를 잡았다. 흑돼지 식당에서 먹고 마시며 뒤풀이를 했다. 취기가 올라 기분이 좋았다. '연말인데 나이트 한번 갈까? 기본 맥주만 마시자.'라고 말하니 집사람도 흔쾌히 받아들였다. 제주시 연동에 있는 '돔나이트'라는 곳에 들어갔다. 손님들이 너무 많고 도떼기시장 같았다. 종업원 안내를 받아 겨우 빈 테이블에 비집고 앉았다. 무대에 나가서 춤을 추는 것은 엄두도 못 냈다. 발 디딜 틈도 없을 정도로 사람이 많았다. 속으로 '괜히 왔네. 돈만 날렸다.'는 생각도 들었다. 그러나 무대에서 공연은 재밌었고 흥을 돋웠다.

그런데 갑자기 돔나이트 천장 뚜껑이 슬며시 열리는 것이었다. 하늘에서 날리던 눈발이 돔나이트 안으로 떨어졌다. 나이트클럽 안에서 눈을 맞으며 맥주를 연거푸 마셨다. 사람들은 환호를 하며 사진 찍기에 바빴다. 무대 여성 사회자가 '육지에서 오신 손님'이라고 말하던 그때의 기억이 생생하다. 그날의 멋진 추억은 머릿속에 생생하게 남아 있다. 이렇게 여행 걷기를 한 후 뒤풀이로 먹고 마시고 노래 부르고 춤추면 기분이 최고조로 오른다. 그러면 예약해놓은 숙소로 돌아와 온탕 물에 발 마사지를 한다. 내일 올레길 일정을 소화하기 위해서다. 속궁합이 좋다는 말을 생각하며 서로 꼭 끌어안고 잔다.

그러면 피로도 빨리 풀리고, 새로운 부부간의 애정과 사랑이 새록새록 생기는 것 같다. 그래서 세 자녀 아빠가 된 것 아닌가. 긴 세월 동안 앞만 보고 열심히 산 것에 대한 보상심리도 작용한 것 같다. 그동안 고생했으니 젊을 때의 기분을 좀 느껴보자는 마음이었다.

'지금까지 장손의 맏며느리로서, 세 자녀 엄마로서, 나를 버리지 않고 열심히 살아준 조폭마누라 고마워.'

제주도 올레길, 부산 갈맷길 등 트레킹 코스는 집사람과 같이 동행했다. 기차, 버스, 지하철을 타고 다닌다. 도시의 공간과 자연의 공간을 벗 삼아 걷는 기분. 걷기의 매력은 **빠져봐야** 알 수 있다. 누구나 즐길 수 없다. 걷기를 좋아하는 사람들만 만끽할 수 있는 기분이다.

사무엘 울만이 쓴「청춘」에는 이런 구절이 나온다.

"청춘이란
인생의 어느 기간을 말하는 것이 아니라 마음의 상태를 말한다.
그것은 장밋빛 **뺨**, 앵두 같은 입술, 하늘거리는 자태가 아니라
강인한 의지, 풍부한 상상력, 불타는 열정을 말한다.
인생의 깊은 샘물에서 신선한 정신, 유약함을 물리치는 용기,
안이를 뿌리치는 모험심을 의미한다.
때로는 이십의 청년보다 육십이 된 사람에게 청춘이 있다.
나이를 먹는다고 해서 우리가 늙는 것은 아니다.
이상을 잃어버릴 때 비로소 늙는 것이다."

우리 부부는 세 자녀를 건강하게 키운 우등생 부모라고 생각한다. 나는 3형제의 맏이로서, 집안에서는 장손이다. 집사람은 딸 3형제에 둘째 딸이다. 젊은 패기와 인내로 지금까지 이겨냈다. 그 많은 고생은 이루 말할 수 없다. 먹고사느라 뒤돌아보지 않고 정신없이 살아왔다. 이제 뒤돌아보니 벌써 중년이 되었다. 나훈아의 〈내 청춘을 돌려다오〉라는 노래

가사가 생각난다. 몸과 마음은 피 끓는 청춘인데 말이다.

과거 어려운 집안 환경과 직장생활로 인해 스트레스는 말도 못 했다. 열심히 사는데도 출구가 보이지 않을 때는 가슴이 터져나갈 것 같았다. 그래도 포기하지 않고 서로 의지하며 열심히 생활했다. 힘들 때는 함께 걸었다. 서로 못 다한 이야기를 하며 가슴속 응어리를 떨쳐버렸다.

여러분도 좋은 사람과 함께 걸었으면 좋겠다. 그냥 일상 걷기를 넘어서 장거리 여행 걷기를 하면 좋겠다. 몸과 마음이 안정되고 잡다한 생각도 정리되면서 좋은 생각이 떠오른다. 인생의 오묘함을 느낄 때도 있다. 혼자 걷기보다 둘이 걷기가 더 좋다. 건강은 인생에서 가장 가치 있는 것이며, 모든 목표를 이루기 위한 바탕이다. 건강은 자기가 노력한 만큼 지킬 수 있다. 걷기가 지친 몸과 마음의 피로를 풀어주고, 자연 속 긍정 에너지를 받아 하루하루가 즐겁고 활동적으로 변할 것이다.

2장

내가 **걸으면서**
알게 된 것들

01

걷다 보면 마음의 평화를 얻는다

2021년 3월 24일자 〈매일경제신문〉에는 "美 콜로라도 또 총기난사…
경찰 포함 10명 사망"이라는 보도가 실렸다.

"미국 콜로라도 주 한 식료품점에서 총기 난사 사건이 발생해 경찰관
을 포함한 10명이 사망했다. 지난 16일 조지아 주 애틀랜타에서 총격 사
건으로 한국계 4명을 포함해 총 8명이 숨진 지 일주일 만에 또다시 무차
별 총기 난사 사건이 발생한 것이다. 용의자는 현장에서 체포됐으나 범
행 동기는 아직 알려지지 않았다."

미국은 세계 최강을 자랑하는 군사력과 경제력을 가진 선진국이다. 국토 면적은 우리나라의 98배이고, 인구는 6배가량 많다. 이렇게 큰 나라인 선진국에서 총기 사고가 빈번히 발생하고 있으니 아이러니하다. 무모한 총기 희생자가 많이 발생하고 있다. 아직까지 총기에 대한 규제와 대책이 없는 것을 보면 참 안타깝다는 생각이 든다. 미국 내 총기 사건은 한두 번 일어나는 일이 아니다. 곳곳에서 빈번히 발생하고 있다. 미국의 수정헌법 2조에서는 다음과 같이 개인 총기소유를 법적으로 허용하고 있다.

미국의 수정헌법 2조
"규율을 갖춘 민병대는 자유로운 주 정부의 안보에 필요하므로, 무기를 소유하고 휴대할 수 있는 국민의 권리가 침해받지 말아야 한다."

미국 총기 규제법
"총기 구입할 수 있는 연령을 장총 18세, 권총 21세 이상의 성인으로 제한, 전과자, 미성년자, 정신병력자에 대한 판매금지"

위와 같은 법적 규정에 의해 미국 사람들은 누구나 총기를 구입, 소유하고 있는 것이다. 총기 구입에 대한 연령 제한은 있지만, 10대들의 호기심, 조울증 등 정신질환자의 무차별 총기 난사가 무모한 학생과 시민의 생명을 앗아가는 사건이 빈번히 발생하고 있다. 총기의 구입, 보관 등 느슨한 정부 규제로 인해, 미국의 총기 사고는 계속 이어지고 있으니 생각만 해도 끔찍스러운 일이다.

우리나라의 경우는 총기 소유가 엄격하다. '총포·도검·화약류 등 단속법'에 따라 직무상이거나, 법적으로 허가를 받아야만 소유할 수 있다. 그렇지만 보관과 사용에 엄격한 제한이 있다. 미성년자, 정신이상자 알코올중독자, 전과자 등에는 총기 소지를 원칙적으로 금지한다. 가스분사기, 전자충격기, 석궁, 도검류도 마찬가지다.

이러한 총기 규제 제도를 보면 미국보다 안전하고 살기 좋은 나라가 대한민국이라고 자부하고 싶다. 아직 미국을 가보지 않았지만 기회가 되면 가보고 싶다. 고소공포증으로 장시간 비행기 탑승도 걱정이지만, 혹시 있을지 모를 미국 정신병자들의 총기 난사가 우려된다.

미국에서 총 맞아 죽을 수도 있으니 조심해야 된다는 우스갯소리가 있다. 안전한 대한민국만이라도 다 걸었으면 좋겠다. 곳곳을 걸어 다니며 잘 먹고 잘 지냈으면 하는 소망뿐이다.

TV와 신문 등 온갖 매스컴에서는 코로나19의 내용뿐이다. 지겨울 정도다. 국내 발생 현황, 국외 발생 현황, 시도별 발생 현황, 백신 접종 현황 등등. 모든 국민은 코로나로 인해 많이 지쳐 있다. 코로나 시국은 사회 경제 전반적으로 많은 변화와 어려움을 주고 있다. 한결같은 마음은 코로나19가 빨리 물러나 일상을 회복하여 자유로운 생활을 하는 것이다.

사회적 거리두기, 집합 금지, 영업 제한 등 행정명령으로 인해 실내에서 할 수 있는 운동 종목에 많은 애로사항이 있다. 체육시설업을 운영하는 피트니스, 에어로빅, 요가, 골프연습장, 당구장, 무도장업 등에는 경제적 어려움이 따르고, 운동을 즐기는 마니아에게는 시설물 이용에 따르는 번거로움이 이만저만이 아니다. 그러나 건강을 지키기 위한 이들의 욕망을 누가 막을 수 있겠는가!

운동 걷기에는 코로나19가 크게 영향을 주지 않는다. 발생하기 전과 다름이 없으며 밖에선 일상생활 걷기, 유산소 운동 걷기, 장거리 여행 걷기를 하고 있다. 장거리 여행 걷기는 바쁜 직장생활로 인해 힘든 점이 많다. 시간을 만들어서라도 떠나고 싶은 마음이 굴뚝같다.

아파트에 주차된 하이브리드 승용 차량은 주인을 참 잘 만났다. 남들보다 덜 타고, 매일 세차를 해준다. 차 트렁크의 큰 박스에는 갖가지 세차용품들이 들어 있다. 단 5분의 시간이라도 남는다면 세차용품을 꺼낸다. 평소 걷고 뛰는 것처럼 운동 삼아 수시로 닦는다. 세차를 힘들다고 생각하면 걷기와 뛰기를 할 수 있겠는가? 차가 반질반질하고 깨끗하면 기분도 덩달아 좋아진다.

승용차를 몰고 도로를 나가보면 스트레스가 이만저만 아니다. 도로 환경은 그대로인데 차량은 계속 늘어나는 추세다. 출퇴근 시간에 차 안에 있는 시간이 너무 아깝다. 그래서 지하철을 이용하며 블루투스를 듣는다. 영화, 드라마를 보거나, 게임은 하지 않는다. 중년을 위해 자기계발에 필요한 동영상 한두 편 보면 직장에 도착한다. 지하철에서 내려 걸어가면서도 동영상을 들으며 간다.

마이카 시대에 운전 습관은 제각각이다. 초보자 때 올바른 습관을 잘 들여야 한다. 잘못된 운전 습관은 사고로 이어질 수 있다. 처음부터 운전을 잘 배웠으면 좋겠다. 깜빡이 안 넣는 차량을 제일 싫어한다. 깜빡이를 안 켜고 운행하는 것도 나쁜 습관이다. 깜빡이를 넣으면 전체 차량 흐름 소통도 원활해질 수 있고, 교통사고가 줄어든다. 차로 변경, 도로 진출입, 주정차로 인한 갖가지 사고를 예방할 수 있지 않겠는가. 깜빡이를 안 켜고 진입하다가 서로 시비를 걸며 싸우는 것을 종종 본다. 자칫하면 큰 사고와 다툼으로 이어질 수 있으니, 깜빡이(방향지시등)를 켜고 운전하는 습관을 들이자.

운전자의 에티켓을 떠나 도로교통법상으로 '신호조작 불이행'으로 3만 원 스티커가 발부될 수 있다. 경찰이 현장 단속을 할 수도 있겠지만, 뒤차량이 블랙박스 영상으로 신고하는 경우가 많다. 경찰에서는 도로교통법 위반 범법 차량으로 등록하여 처리한다.

스마트폰 앱을 깔거나 PC 상에서 경찰청에서 운영하는 '목격자를 찾습니다'로 들어가 신고하면 된다. 사고의 위험이 있었거나, 양심을 저버린 몰지각한 운전자로 생각한다면 서로 시비하지 말고 그냥 '목격자를 찾습니다'를 이용해서 신고하면 된다. 운전 스트레스를 받지 말고 이용하길 바란다.

다른 차량의 나쁜 운전 습관은 운전 스트레스를 발생하게 한다. 출퇴근 차량 정체, 교통사고로 인한 정체, 공사로 인한 정체, 눈과 비로 인한 정체, 막무가내로 끼어드는 차량 등등 스트레스가 장난 아니다. 그래서 되도록 운전을 자제한다. 최소한만 할 뿐이다. 불편할 때도 있지만, 운동한다는 긍정적인 생각으로 걷는다. 걸으면 도시의 건물 모습, 새로 생기거나 없어진 가게, 분주하게 움직이는 사람. 모든 사물을 관찰하며 느낄 수 있다. 자유롭게 세상사를 보고 느끼며 생각할 수 있는 것이 얼마나 행복한 것인가.

오랜 직장생활을 하면 회의를 느낄 때도 가끔 있다. '하고 싶은 일을 해야 되나? 이렇게만 살다가 늙어서 후회는 하지 않을까?' 그동안 몸담았던 세월이 너무 아깝고 아쉬운 생각도 들지만 재정 문제도 걱정된다. 잘되면 좋지만 잘못되면 가족 눈초리를 의식하지 않을 수 없다. 직장생활로 인한 여러 가지 스트레스가 쌓이면 술 한잔으로 풀 때가 많다. 술을 가볍게 한잔하고 마냥 걷고 싶었다. 복잡한 머릿속을 가볍게 하기 위해서다. '마음을 다스리는 명상 걷기'라고 칭하고 싶다. 직장이 있는 성서에서 집까지 15km를 4시간 동안 걸었다. 목마름을 느꼈고 땀으로 옷을 젖게 했지만, 무작정 앞만 보고 자유로운 나만의 명상 걷기에 몰두한 것이다. 걸으면서 복잡한 생각과 마음을 정리하니 상쾌한 기분이 들었다. 그리고 유산소 운동까지 했으니 일거양득이지 않은가.

성격이 급하고 할 일을 미루지 못하는 성격은 스트레스를 자주 받는다. 느릿느릿하거나 차분한 성격을 가진 사람에 비해 스트레스의 양이 많다. 육체적인 일은 체력으로 감당하면 되지만, 정신적 스트레스는 머리와 가슴이 터져나갈 것 같은 경우도 있다. 이럴 때 나가서 걸으면서 몸과 마음을 추슬러보자. 걸으면서 사색하며 명상 걷기를 하는 것이다.

몸과 마음의 평화는 건강하다는 것이다. 건강은 꾸준하고 규칙적인 운동 습관에서 온다. 바쁜 생활 속에서도 운동 걷기를 하며 여유를 가져보자. 진정한 마음의 평화는 건강에서 오며 오늘 걷기는 내일 건강을 지키는 것이다.

02

산속을 걸으면 자연인이 된다

여러분은 산속에서 산토끼를 마지막으로 언제 보았는가? 아마 까마득한 이야기라고 생각할 것 같다. 농촌 지역에서야 가끔 볼 수 있지만, 도시 지역에서는 잘 보기 힘들다. 나는 2018년 6월 6일 12시 30분경, 와룡산 정상 부근에서 산토끼 한 마리를 봤다. 와룡산은 해발 299.6m의 나지막한 산으로, 하루 운동량으로 딱 좋은 산이다. 가벼운 산책으로 몸과 마음의 스트레스를 풀고 답답한 가슴을 팍 트기 위해 와룡산을 오른 것이었다.

정상 부근 한적한 곳에서 맨손체조와 스트레칭을 하는데, 바로 앞 풀

속에서 물체가 움직이는 모습이 보였다. 궁금해서 자세히 보았더니 산토끼였다. 숲속에서 사람의 눈치를 보며 풀을 뜯어 먹고 있었다. 신기해서 휴대폰 카메라로 사진을 찍은 후 블로그에 저장해뒀다. 사진을 찍자마자 토끼가 눈치챘는지 어디론가 사라져버렸다. 이 글을 쓰면서 블로그를 열어보니 현충일 날 발견되었으니 숭고하고 고귀한 날이었다.

어릴 때 토끼를 잡으러 산속을 헤매던 시절이 있었다. 뽀얗게 쌓인 눈 위로 산토끼 한 마리가 뛰어다니면 작대기를 휘두르며 토끼 사냥을 했다. 하얀 눈 위에서 먹이를 찾아다니는 토끼는 사람들 눈에 잘 띈다. 사냥꾼은 눈 온 뒤 토끼 사냥을 자주 나간다. 요즘은 토끼 식용을 안 하지만 과거 토끼 요리는 미식가에게 인기 높았다. 문명 발전에 따라 음식 문화도 많이 바뀌었다. 과거 인기였던 뱀탕, 보신탕은 거의 없어졌으며 찾아볼 수도 없다. 시대 흐름에 맞춰 이자카야 일식, 파브리코, 포레스트 경양식 등 여러 프랜차이즈 식당이 요즘 대세다.

MBN TV의 시사 교양 〈나는 자연인이다〉라는 프로그램이 있다. 매주 수요일 오후 9시 50분 방영한다. 개그맨 출신 방송인 이승윤, 윤택 두 사람이 출연한다. 소소하고 맛깔스러운 방송 진행으로 인기 많은 프로그램이다. 방송 주인공 자연인은 매주 바뀐다. 산속에서 수년간 생활하고 있는 자연인의 모습을 취재하여 방영한다. 방송사에서는 그 많은 자연인을 어떻게 찾아다니는지 신기할 정도다. 벌써 450회가 되었으니 말이다.

TV 방송에 나오는 자연인들을 보면 개개인마다 사는 방식과 생활 모습이 제각각 다른 것을 볼 수 있었다. 그렇지만 깊은 산속에서 나 홀로 외롭게 사는 모습은 엇비슷한 것 같다. 자연인이 된 자기만의 이유는 불치의 질병, 가족 관계, 사업 실패, 노년의 삶을 위해 나름대로의 우여곡절이 많은 것 같았다. 그중에서 혼자 생활하는 여성 자연인도 가끔 출연한다. 깊은 산속에서 혼자 생활하면 무섭지 않은지 모르겠다. 낮에 들리는 새소리는 정겹지만, 한밤중에 듣는 새소리, 짐승 소리에는 두려움을 느낀다. 한밤중에 나 홀로 집에 있다고 생각해보자. 산속에서 들리는 짐승 소리는 공포감을 주고, 소름이 끼칠 것만 같다. 그런데도 자연인이 깊은 산속에 혼자 생활하는 모습을 보면, 나름대로 알 수 없는 속사정이 있지 않겠는가.

제주도 올레길을 걷다 보면 사유지를 통과할 때가 있다. 토지 소유자의 사전 승낙을 받아 올레길로 사용하는 길이 간혹 있다. 그곳에는 안내판도 설치되어 있다. 이곳은 토지주의 승낙을 얻어 사용하는 길이라는 내용이다. 제주 올레길은 구간마다 특색이 있다. 도심지를 걷는 코스도 있지만, 숲이 우거진 산속의 좁은 길을 걸을 때도 있다. 완전 자연인 기분을 느끼게 한다.

올레길에서 방목하는 소와 말을 만날 때는 깜짝 놀란다. 한 여름철 무더운 날씨로 인해 빨간색 반팔 티셔츠를 착용하고 걸었다. 빨간색, 파란색, 녹색은 젊음, 패기, 열정을 표시하므로 알록달록한 원색을 좋아한다. 하늘의 기를 빨아들일 수 있다는 긍정적인 생각을 품고 있다. 속옷도 빨간색, 파란색이 많다. 주식 시장이 열리는 평일에는 가급적 파란색보다 빨간색을 입는다.

그날도 빨간 반팔 티셔츠를 입고, 가벼운 등산 가방을 메고 걸었다. 무더위에 몸이 많이 지쳐 있었다. 걷기에는 하절기보다 동절기가 더 좋았다. 그리고 햇빛이 쨍쨍한 날보다 구름이 많은 흐린 날이 덜 지치게 한다. 여름에는 몸도 빨리 지치고 곤충과도 싸워야 한다. 그러나 동절기에는 추위만 이기면 된다. 걸으면 몸속에서 훈기가 나기 때문에 큰 추위를 못 느낀다. 하절기에는 산속에 각종 벌레 등 곤충이 많이 날아다니며 시커먼 산모기는 우리를 많이 괴롭힌다. 물파스 등 약품을 가지고 다녀야 한다.

숲속의 작은 오솔길 길을 걷는데 깜짝 놀랐다. 황소 한 마리가 길을 가로막고 있는 것이다. 옆으로 비켜 가는 것도 힘들 정도였다. 더군다나 빨간 티셔츠를 입고 있었다. '소뿔로 나를 들이받는 것은 아니겠지.'라는 두려움이 생겼다. 잠깐 멈칫하다 그냥 황소 옆으로 살짝 비켜 지나가기로 했다. 사뿐사뿐 조용히 걸어가는데 왕방울만 한 눈으로 곁눈질하며 가만히 풀만 뜯어 먹고 있었다. 사람이 소를 상대로 싸우는 스페인의 투우가 있다. 투우사가 빨간색 천(카포테)을 흔들면 소가 달려드는 모습이 연상되어 공포감에 질렸다. 오솔길을 무사히 통과시켜준 황소에게 늦게나마 감사를 전한다.

'고맙다. 자연 황소야. 숲속 맑은 공기와 풀을 뜯어 먹고 맛있는 한우가 되길 바란다.'

봄과 여름철에 운동 걷기를 하다 보면 바닥에 지렁이, 달팽이, 도룡뇽을 자주 만난다. 그늘진 향토길은 크게 신경이 안 쓰이지만, 햇볕이 내리쬐는 포장된 도로는 걱정스럽다. '조금만 기어가면 말라 죽을 텐데.'라는 생각이 앞선다. 햇볕과 뜨거운 바닥에서 오래 견딜 수가 없다. 말라 죽을 것이 뻔하다. 그럴 땐 잠깐 멈춰 서서 기어 다니는 달팽이, 도룡뇽을 손으로 잡아 풀숲으로 던져준다. 작은 생명을 살리기 위해서다. 여왕 달팽이, 여왕 도룡뇽에게 나의 선행을 보고하는지 궁금하다.

자연을 벗 삼아 걷게 되면서, 자연의 소중함을 느끼게 되었다. 각양각색의 나무와 아름다운 꽃, 지저귀는 산새, 다양한 곤충들은 우리를 정겹게 해주고 마음을 풍요롭게 한다. 자연의 고귀함과 아늑함을 느끼게 한다. 산과 들과 어우러져 걷다 보면 '나는 자연인이다.'라는 생각도 가끔 든다. 알 수 없지 않은가. 자연 속을 걷다 보면, TV에 나오는 〈나는 자연인이다〉의 주인공이 될 수 있을지….

2016년 3월에 캄보디아 앙코르와트를 여행했다. 캄보디아 여행을 생각하면, '1달러 1달러'라는 말이 귀에 생생하다. 입국 때 비자 발급부터 여행 기간 내내 '1달러 1달러'라는 구걸족이 따라 다닌다. 구걸하는 캄보디아인이 그만큼 많다는 것이다. 노인과 어린아이, 아기를 안고 구걸하는 여성도 있었다. 다음 캄보디아 여행 때는 1달러를 많이 챙겨 가야겠다는 생각을 했었다.

캄보디아 씨엠립은 너무 덥고 습했다. 물이 없으면 걸어 다니기도 힘든 날씨였다. 5일의 여행 기간 동안 캄보디아를 대표하는 문화 유적을 관광했다. 날씨는 무덥고 걸어 다니면 뜨거운 햇살과 바닥에서 올라오는 열기는 찜질방을 연상케 한다. 그렇지만 세계 7대 불가사의 앙코르와트는 앙코르 문화 유적의 웅장하고 위대함을 느끼기에 충분했다. 세계 사람들이 많이 찾는 유적임을 실감했다.

여행사를 통한 캄보디아 여행 일행들은 열다섯 명이었다. 그들 중 50대 후반으로 보이는 남성 다섯 명과 여성 다섯 명은 초등학교 동기동창생으로 열 명이 함께 여행을 왔다. 그들 중 남자 몇몇은 대학교수인 것 같았다. 고고학 박사도 있었다. 캄보디아 여행은 무더운 날씨로 인해 하루 여행 일정은 오후 3시 이전에 다 마쳤다. 개인적 자유시간이 많았다. 무더운 날씨로 인해 일행들끼리 시원한 맥주를 많이 마신다. 후텁지근한 날씨가 맥주를 당기게 했다. 맥주로 과음하면, 위장이 약한 사람, 특히 대장이 약한 사람은 그다음 날 화장실을 자주 찾게 된다. 여행가방 속에 위장약은 꼭 챙기는 상비약이다.

한국인 여성 가이드와 캄보디아 현지 가이드의 안내에 따라 아침 일찍 시작한 앙코르와트 답사를 마치고 반대편 방향으로 내려갔다. 웅장한 앙코르와트 사원을 빠져나와 승합차가 있는 곳으로 걸어가고 있었다. 갑자기 고고학 박사라는 사람이 슬며시 숲으로 들어가더니 나무 밑에서 대변을 본 것이다. 설사병 때문이었다. 그곳 앙코르와트 주변 사원은 캄보디아 정부에서 엄격히 관리하는 곳이다. 그래서 그 모습을 발견한 앙코르와트 정부 관리인 두 명이 각각 오토바이를 타고 달려왔다. 캄보디아 정부의 조치는 엄격하다고 들었다. 한국인 가이드와 현지 가이드는 빌다시피 사정하는 모습이었다. 나중에 들었지만 현장 벌금으로 해결했다고 한다. 얼마나 급했으면 세계 7대 불가사의 앙코르와트 숲에서 볼일을 봤겠는가. 설사병의 고통은 이해되지만 한편으론 부끄러운 일이 아닐 수 없다.

'자연인들은 산속에서 이렇게 대소변을 볼 수밖에 없지 않을까.'라는 생각을 해본다. 과음한 맥주가 설사병을 만나 난처한 경우가 생기듯이, 걷기를 좋아하는 사람들도 간혹 대소변으로 곤경에 처할 때가 있다. 그때그때 상황에 따라 대처하면 되지만 간혹 힘들 때도 있다.

자연의 흙냄새, 풀냄새를 맡을 수 있는 것은 자연인의 모습이다. 모든 감각기관을 사용하여 보고 듣고 만지고 느낄 수 있다. 몸속에 쌓인 스트레스를 말끔하게 없애줄 것이다. 과도한 스트레스는 몸과 마음, 내부의 신체 기관까지 병들게 한다. 산속을 걸으며 자연인의 마음을 가져보면 어떨까?

03

잘 먹고 잘 걷는 것이 답이다

2021년 3월 25일 오후 9시 손목에 차고 있는 갤럭시 핏이 10,061보를 표시하고 있다. '그런데 스마트폰 앱 캐시워크에는 왜 8,560걸음이 찍혔지?' 갤럭시 핏은 손목에 차고 있었지만 휴대폰은 가끔 두고 다닐 때가 있기 때문이다. 직장 출퇴근, 식사시간 이동, 업무차 보행 등 하루 일상생활 걷기와 운동 걷기가 1만 보를 달성했다. 몸에 배어 있는 걷기 습관은 1만 보쯤은 수월하게 느껴진다.

올해는 벚꽃 개화 시기가 지난해보다 빠르다고 한다. 경상감영공원 일대의 벚꽃들이 벌써 꽃망울을 터뜨린 모습을 보니 완연한 봄이 느껴진다. 하얀 목련과 자목련 꽃은 언제 피고 졌는지 목련 꽃이 바닥에 소복이 쌓여 있다. 매년 화려하고 요란하게 가득 핀 벚꽃 자태에 묻혀버려 아쉽다. 따스한 햇살과 바람이 완연한 봄기운을 느끼게 한다. 가벼운 걷기와 뛰기, 산책 등 바깥 활동이 많을 때다. 화사한 봄날이지만, 많은 사람이 코로나19의 여파로 많이 지쳐 있다. 모든 사람이 움츠린 어깨를 활짝 펴고 힘차게 걸었으면 좋겠다.

자주 걷는 욱수골이라는 산책로가 있다. 인근에 있는 망월지는 두꺼비 서식지로도 유명하다. 산란기 두꺼비 보호를 위해 곳곳에 그물망을 쳐놨다. 두꺼비 불상사 예방을 위한 방편이다. 주차장에서 욱수골 솔밭정까지 올라가는 데 40분, 내려오는 데 30분 정도 걸린다. 하루 유산소 운동 걷기로 딱 좋아 주변 사람들이 많이 이용한다. 봄, 여름, 가을, 겨울철 욱수골 산책로를 걸으면 계절마다 색다른 분위기를 느낀다.

중학교 때, 당숙부님과 앞산을 등산한 적이 있었다. 집안 맏이로서 의지하며 형 동생처럼 지냈다. 당숙부님은 "조카는 산이 좋아, 바다가 좋아?"라고 물으셨다. 무슨 뜻인지 알 수가 없었다. 앞산 등산 중에 그냥 갑자기 물으셨다. 얼떨결에 "바다가 좋습니다."라고 말했다. 초등학교 시절을 부산에서 보냈기 때문에 바다의 추억이 새록새록 하다.

그 당시는 국민학교라고 불렀다. 학교 수업도 1부와 2부가 있었으며, 1부는 오전 수업, 2부는 오후 수업으로 나눠졌으며, 한 반 학생 수가 70명이었다. 산아 제한으로 '아들딸 구별 말고 둘만 낳아 잘 기르자.'라는 표어가 내걸렸던 시절이 기억난다. 일요일에는 버스를 타고 해운대와 광안리 해수욕장에서 하루 종일 바닷조개를 잡으며 보냈다. 해 질 무렵 늦은 오후에 집으로 돌아갔다. 바다는 추억이 담긴 곳으로 잊을 수가 없다.

그래서 당숙부의 물음에 바다가 좋다고 선뜻 대답했었다. 지금 다시 물으신다면 '산이 좋아요.'라고 말하고 싶다. 바다는 1년 열두 달 똑같으며, 계절의 변화를 느낄 수 없다. 피부로 느끼는 바닷바람의 기온만이 다를 뿐이다. 외롭거나 고독할 때, 좋은 사람과 헤어졌거나 만날 때, 기분 전환을 위한 장소로 즐겨 찾기는 한다. 여름철 해수욕과 물놀이를 즐기는 기분은 있겠지만…. 그러나 산은 사시사철 변하고 새로움을 느낀다. 만물이 생동하고 역동하는 것을 느낄 수 있다. 나무와 꽃이 피고 지는 모습을 느낄 수 있어 걷는 사람들의 마음을 설레게 한다. 산과 들을 벗 삼아 뛰어놀던 옛 시절이 생각나지 않는가?

어린 시절에는 꼭꼭 눌러 담은 밥 한 그릇을 먹으면 배부름에 즐거웠다. 김치, 간장, 생달걀 한 개만 있으면, 밥 한 공기는 거뜬히 해치웠다. 아버지께서 낙동강 인근에서 미꾸라지라도 잡아오시는 날은 몇 날 며칠 추어탕만 먹었던 기억이 난다. 돼지고기, 소고기는 꿈 같은 이야기였다. 부모님께서 아침에 돈 벌러 나가시면 어두운 저녁에 들어오셨다. 그때 그 시절은 배고픔에 시달리며 어렵게 자랐지만 꿈과 희망이 있었다. 어릴 때 야무진 꿈은 조그마한 집을 갖는 것, 현금 5천만 원을 저축하는 것, 신문 받아 보는 것이이었다. 소박한 꿈과 희망이었다. 남의 집에 살았으며, 돈에 쪼들리게 생활했고, 부자만 보는 신문이라는 관념 때문인지 장래 목표는 소박했다. 어른이 되면 목표를 꼭 이루겠다고 생각했으니 말이다. 천진난만하고 순진한 아이였다. 지금 생각하면 어릴 때 꿈을 더 크고 높게 잡을 걸 하며 후회한다. '하늘처럼 높은 꿈과 목표를 가졌더라면, 더 큰 성공을 거뒀을 건데.'라는 생각이 문득 든다. 신께서 잠재의식 속 간절한 목표를 반이라도 들어주시기 때문이다.

군대를 입대할 때 몸무게는 62kg이었다. 군대를 제대하고 사회생활을 하면서, 몸무게가 78kg까지 불어 오리처럼 뒤뚱뒤뚱 걸었다. 어린 시절 배고팠던 기억 때문인지 그에 대한 보상심리로 식탐이 대단했다. 음식을 가리지 않고 먹고 술도 자주 마셨다. 짜거나 맵지만 않으면 다 좋아했다. 맥주는 거품이 빚어내는 시원하면서도 상큼한 맛에 반해 즐겨 마신다. 가볍게 마시면서 기분 전환도 되고 다음 날 뒤끝이 없고 일상생활에 아무런 지장이 없어 매력적이다. 그렇지만 어릴 때부터 습관화된 걷고 뛰는 운동은 꾸준히 반복해왔다.

제주도 올레길 걷기처럼, 장거리 여행 걷기는 하루 15~20km가량은 가볍게 걷는다. 걷기는 봄, 여름, 가을, 겨울 계절에 따라 영향을 받는다.

동절기는 해가 짧아 걷는 양이 줄어들 수밖에 없고, 하절기는 해가 길어 새벽부터 늦은 시간까지 걸을 수 있다. 그래서 동절기와 하절기의 걷는 양은 많은 차이가 난다.

여름철에 30km가량 걸어본 적이 있는데 정말 힘들었다. 골반, 장딴지, 뒤꿈치, 발가락에 탈이 나서 절뚝거리며 걸었다. 목표인 올레길 코스 종점을 포기할 수 없다는 악착같은 마음 때문이다. 목적지에 도착했다는 성취감과 희열을 느끼기 위해서 끝까지 참고 걸었다. 목적지에 도착하면 몸이 축 처진다. 집중력도 떨어지고 만사 귀찮게 느껴진다. 이때 먹고 마시면, 다시 몸의 피로가 회복되고 에너지가 충전된다. 최상의 기분에 다다른다.

숙소가 있는 근처 맛집을 검색하거나, 직접 둘러보고 식당을 선택한다. 올레길을 걸었던 초창기에는 하루하루 흑돼지와 활어회를 번갈아 먹었다. 나중에는 신제주 연동 거리를 오가면서 알게 된 '서서방 숯불닭갈비' 식당에 자주 갔다. 가성비도 좋고 맛집으로 소문난 곳이다. 늦게 가면 줄을 설 때도 있다. 쉬는 날 없이 아침까지 영업하며 중국 여성이(종업원) 친절하게 맞이해준다. '잘 먹고 잘 걷는 것이 답이다.' 장거리 걷기를 하고, 식당에서 먹고 마시면 누구도 부럽지 않은 기분을 느낀다. 배고픔을 달래는 고기 한 점과 시원한 맥주 한잔의 만남은 먹고 마셔본 사람만이 안다.

이제 조그마한 여유라도 가져보자. 과거를 잊고 오늘에 집중하자. 오늘은 '내 평생 다시 오지 않는 날이다.' 하루하루 열정을 다해 살고, 미래를 바라보자. 몸과 마음의 건강을 챙기고, 행복한 삶을 즐기자. 중년이 되면 자기 건강 관리에 각별히 신경을 써야 된다. 음식, 술, 담배를 줄이고 꾸준한 걷기는 건강에 좋다. 누구나 알고 평범한 이야기지만 실행을 안 할 뿐이다. 먹고살기에 바쁘거나, 개인 사생활로 인해 실천이 어려울 수 있다. 직장생활, 친인척 행사, 지인 모임에 참석해 먹고 마시는 일이 비일비재하기 때문에 체중 관리가 어려울 수 있다.

건강 관리도 먹은 만큼 더 신경써야 하지 않는가. 먹고 마신 만큼 운동해야 된다. '먹고 마셨으면 운동하자.'라는 슬로건을 내면의식에 걸어두자. 휴대폰과 컴퓨터에도 저장하고, 머릿속에 되뇌어보길 바란다. 나는 먹고 마시기를 좋아한다. 그래서 매일 꾸준한 걷기와 뛰기를 한 후, 웨이트 트레이닝으로 마무리한다. 체중은 71kg 이하 유지하는 것이 목표다. 78kg이었던 몸무게를 71kg 이하로 줄이는 것만 해도 많은 노력이 필요했다. 음식을 많이 먹으면, 운동량도 많아져야 된다. 아니면 적게 먹고 운동량을 늘이면 효율적이다. 머릿속에는 '체중 71kg 이하 유지'라는 슬로건을 걸었다. 여러분도 목표 체중을 정해 조금씩 줄여나가길 바란다.

이 세상에서 공정한 건 딱 한 가지다. 누구에게나 하루 24시간은 공평하게 주어졌다. 의미 없고 불필요한 시간을 아끼자. 그래서 꾸준히 걷기와 뛰기를 생활화하자. 내일로 미루지 말고 바로 실천하자. 나의 두 발을 바깥으로 가볍게 쭉 뻗어보자. 따스한 햇살과 솔솔 부는 바람은 상쾌한 기분을 만든다. 힘찬 걷기는 음식에 감칠맛을 느끼게 하며, 먹고 마실 수 있는 기회를 만들어준다.

04

나를 버티게 한 것은 걷기 혁명이다

세 자녀를 키우기 위해 너무 바쁘게 달려왔다. 앞도 뒤도 안 보고 하루하루 버티며 살기 위해 전력 질주했다. 자녀들이 성년이 된 지금 과거를 되돌아보니 어느덧 내 나이가 50대 중년이 된 것을 실감한다. 인생무상이라는 말이 떠오른다. 한편으론 일찍 결혼해 자녀들이 성장한 모습을 보면 흐뭇하다. '결혼을 일찍 잘했다.'라는 생각도 들었다. 자식에 대한 100% 만족한 삶은 없겠지만 온 가족 건강하다는 것은 늘 감사하게 생각한다.

'건강을 잃으면 모든 것을 다 잃는다.'라는 말이 있지 않은가.

세 자녀를 키웠다는 것을 크나큰 위안으로 삼으며 생활하고 있다. 자녀에 대한 많은 소망과 욕심은 누구나 다 가지고 있다. 아기를 갓 낳았을 때는 우주와 같은 마음으로 키운다. 애들이 성장하면서 '내 뜻대로 안 되는구나.' 하는 조금의 실망스러움에 구름 높이만 되었으면 한다. 그러다가 자식에 대한 욕심은 땅까지 내려온다. 다른 애들처럼 건강하고 평범하게만 커주었으면 하는 평범한 생각으로 바뀐다. 성인이 된 자녀들이 사고만 안 치고 무사히 건강하게 사회생활을 했으면 좋겠다. 내 나름대로 표현한다면 땅속으로만 안 들어갔으면 했다. 땅속은 사고를 치거나, 크게 다치는 것을 비유한 것이다. 딸들이 어릴 때는 남자 친구를 만나는 것도 싫었다. 귀하게 키운 딸에게 다른 남자아이들이 치근거리는 것이 못마땅했다. 딸에 대한 아빠의 사랑보다 여자에 대한 보수적인 생각이 강했다.

외벌이 경찰공무원의 월급으로 세 자녀를 키우는 것은 정말 힘들었다. 저축은 꿈도 못 꾸며 하루 세끼 먹기도 힘들었다. 과거에 비해 처우가 많이 좋아졌으나 애들이 어렸을 때는 말 그대로 박봉이었다. 과거 추억으로 보관하고 있던 급여지급명세를 보았다. 경찰 생활을 시작한 때가 1990년 24세였는데, 그때 급여지급명세서는 찾을 수가 없었다. 1992년 1월 급여지급명세서를 보니 226,970원이었다. 지금과 비교하면 하늘과 땅이다. 그 당시는 누구나 싫어했었던 직업이었다. 이런저런 세상 풍파를 겪으면서 지금까지 아무런 사고 없이 지내왔으며, 모든 것에 감사할 따름이다. 하늘에 계신 아버지와 신에게 깊이 감사한다.

그 당시 박봉의 월급으로 생활하기도 무척 힘들었다. 매달 몇 푼씩 모아 납입했던 보장성 보험은 수시로 해약하기 일쑤였다. 항상 돈에 쪼들려 금전적 어려움을 겪으며 힘들게 생활했다. 그래서 기회가 되면 투잡을 해야겠다는 마음이 간절했다. 기회가 되면 빚을 내서라도 뭔가를 하고 싶었다. 직업의 특수성 때문에 할 수 있는 일이 많지 않아 깊게 생각했었다.

고민 끝에 시작한 것이 태권도 체육관이었다. 어릴 때부터 시작한 태권도가 내 인생의 전환점이 될지는 생각도 못 했다. 태권도가 경찰이라는 직업을 갖게 했고, 투잡을 할 수 있는 기회를 준 것이다. 집사람이 차량운행을 하며 경영을 했다. 나는 지도관장인 셈이다. 어린 관원생들을 친자식처럼 가르쳤다는 것을 지금도 자부한다. 특히 인성 교육에 중점을 두면서 태권도를 가르쳤다. 그 덕분에 관원생이 많이 늘었다. 너무 감사하게 생각한다.

J. H.는 중학교 때부터 태권도 선수 생활을 하며 급성장했다. 국가대표 선수로 선출되어, 세계유니버시아드 대회 단체전 금메달을 목에 걸었다. 대학교를 졸업하고 실업팀에서 선수 생활도 했다. 얼마 전 은퇴한 후, 결혼한다는 연락을 받고 결혼식장을 갔다. 제자가 '관장님' 하면서 팔짱을 끼며 반가워하는 모습에 흐뭇했다.

'초심자의 행운'이라는 말을 아는가? 나를 방황하게 만든 것이다. 주식에 대해 아무것도 모르면서 무모한 투자를 한 것이다. 아니 투기라고 할 수 있다. 증권사에 주식계좌를 개설한 후, 남 따라 한글과 컴퓨터 등 IT 종목을 매수했다. 꽤 짭짤한 수익이 난 것이다. 완전히 '돈 놓고 돈 먹기구나.'라는 생각이 들었다. '돈 벌 수 있는 것은 주식이다.'라는 생각이 뇌리를 스쳐갔다. 무모한 확신을 갖게 된 것이다. 지금 생각하면 바보 같은 행동이었다. 어떻게 되었다고 생각하는가? 거의 가산 탕진에 쪽박이라고 생각하면 된다. 긴긴 세월 동안 금전적인 고통과 시련은 엄청났다.

과거 '바다이야기'라는 성인게임이 유행이었다. 일본에서 개발한 게임기였는데 그 인기는 대단했다. 전국의 온 국민들이 '바다이야기'에 빠졌다 해도 과언이 아니었다. 친구 따라 잠깐 들러 1만 원짜리 지폐를 넣고 게임을 해봤다. 잠시 후 스크린에 노래와 함께 상어 여러 마리가 왔다 갔다 하더니 상품권 10만 원이 나오는 것이었다. 상품권을 현금으로 바꿔 친구들과 술 한잔했다. '초심자의 행운'이었던 것이다. 그 후 시간만 나면 '바다이야기' 오락실에 들러 게임을 했지만 잃기만 했다. 그 당시 시간과 돈을 낭비한 것은 후회스럽다.

요즘 젊은 층에서는 근로 의욕을 상실하고 있는 분위기다. 다들 일확천금을 꿈꾸고 있다. 누구나 소망하는 모습 아니겠는가. 주식과 가상화폐(코인) 투자는 근로 의욕 상실까지 느끼게 한다. '누구는 주식과 가상화폐로 수익을 벌었다, 누구는 몇천만 원을 벌었다.'라는 소문이 인터넷 등 SNS 상에서 퍼지고 있다. 근면 성실하게 직장에서 일하는 젊은이들은 상대적 박탈감을 느낄 수밖에 없다. 지나치게 허황된 욕심은 큰 화를 불러일으킨다. 초심자의 행운을 믿지 말고 나 스스로 재능을 키워나가길 바란다.

서문시장에서 금, 은, 액세서리 등을 판매하는 Y. H. 친구가 있다. 4지구 1층에서 장사를 했었다. 2016년 11월 서문시장 4지구 큰 화재로 인해 건물 전체가 소실되었다. 친구는 화재보험에 가입되어 있지 않아 아무런 보상도 받지 못했다. 금과 은이 뜨거운 화재에는 다 녹아 없어진다는 것을 뒤늦게 알았다. 서랍 속 현금과 진열대 귀금속들은 대부분 불에 타고 녹아 없어졌다. 화재 현장에서 녹은 금 일부를 건졌지만 미미한 양이었다. 그 친구는 과거 납골당업을 해보려고 많은 돈을 투자하고 실패한 경험이 있는 터라 친구들과 주위 사람의 안타까움은 더했다. 좋아하는 친구인데 잘됐으면 한다. 이제는 나쁜 일보다 좋은 일만 있기를 기원한다.

친구는 이런 아픔을 잘 이겨내고 있으며, 항상 무덤덤하게 웃으며 생활한다. 그의 비결은 스트레스를 잘 해소하는 것인 듯하다. 이 친구는 승용차가 없다. 항상 걸어 다니는 것을 좋아한다. 그의 집사람은 자전거 동호회 활동을 하면서 전국을 누비고 있다. 50대 여성의 나이에 활동력이 대단하다. 친구는 항상 일생생활 걷기를 하면서 대중교통을 이용한다. 그리고 헬스장에 가서 걷고 뛰기를 하며 웨이트 트레이닝을 하고 있다.

친구가 두 번의 큰 실패를 겪으면서도 자신을 이길 수 있었던 힘은 걷기와 뛰기 등 꾸준한 운동이었다. 몸과 마음의 고통과 시련을 버티게 했다. 운동은 스트레스를 해소하고 얼굴에는 밝은 미소를 띠게 한다. 친구와 이런저런 대화를 나누며 술잔을 기울이면 세상사 이야기에 술에 취하기도 한다. 과음으로 머리가 무거울 때 가볍게 걷는다면 머리가 맑아진다. 그러면 숙취 해소도 잘되고 컨디션이 빨리 회복된다.

누구에게나 고통과 시련, 어려움이 많이 닥친다. 당연한 것이다. 인생이 호락호락하지는 않다. 많은 고통과 시련을 겪었지만, 항상 잊지 않고 한 몸과 마음의 건강 관리는 걷기와 뛰기였다. 오뚝이처럼 일으켜 세워준 은인이다. 젊은 시절에는 태권도, 검도, 복싱과 같은 격기 운동을 많이 했다. 그러나 중년이 되어보니 유산소 운동 걷기와 뛰기의 매력은 대단했으며 푹 빠지게 됐다. 걷기와 뛰기는 일상생활이다. 직장, 가정의 근심, 걱정거리는 걷기와 뛰기를 하면서 잊어버려라. 걷기와 뛰기는 몸과 마음의 고통을 없애버리고, 희망과 용기를 준다. 이보다 좋은 운동이 어디 있겠는가?

05

우리는 걸을 때 마음을 열게 된다

따스한 햇살과 바람은 완연한 봄기운을 느끼게 한다. 산과 들에는 이팝나무, 벚꽃, 산수유, 진달래가 활짝 피어났다. 흩날리는 봄 향기는 우리들의 마음을 설레게 한다.

히포크라테스는 "걷기는 인간에게 가장 좋은 약이다."라고 말했다. 운동 걷기는 우리 신체 근육 200개 이상을 쓰는 온몸 운동이라고 한다. 걷고 싶은 곳을 선택하여 그냥 자유롭게 걸으면 되는 것이다. 운동화만 있으면 된다. 편안하고 간편한 옷차림으로 홀가분하게 걸어보자. 돈도 안든다. 공원과 강변 등 산책로를 걸었다고, 남의 부동산을 구경하며 걸었다고 누가 통행료를 받는가? 자유롭게 시간 장소를 선택해 기분 좋게 걸으면 된다.

2021년 4월 1일자 〈매일경제〉 기사에는 "이르면 2025년 서울권 도심에서 드론 택시를 이용할 수 있을 전망이다. 2035년에는 서울에서 대구까지 300km가 넘는 거리를 드론으로 이동할 수 있게 된다. 31일 국토교통부는 도심항공교통(UAM) 실용화를 위한 기술 개발 청사진인 한국형 도심항공교통(K-UAM) 기술 로드맵을 제32차 경제중앙대책본부에서 의결했다고 밝혔다."

위 기사 내용을 보면 날아다니는 택시가 곧 등장할 것 같다. 서울 도심에서 대전, 광주, 대구, 부산 등 여러 도시를 드론 택시를 이용해 업무를 보거나 여행하는 날이 온다. 이런 기사를 접하면서 과거의 만화책 속 이야기가 현실로 다가오는 기분을 실감한다. 그런데 인간의 생명과학기술은 아직 코로나19를 못 잡고 있다니 아이러니하다. 전 세계인들이 고통받고 있고 수많은 사람이 사망하고 있으니 말이다. 모든 사람이 코로나19를 이겨내고 빠르게 일상생활을 되찾았으면 좋겠다.

미래에 드론 택시가 상용화된다면, 도로를 달리는 차량과 하늘을 날아다니는 드론 택시는 경쟁하며 우리 이동 수단이 될 전망이다. 급속한 과학발전은 사회 전체에 많은 영향을 주고 있다. 과거에는 학교를 가거나,

시장을 가는 등 대부분의 볼일은 걸어 다닐 수밖에 없던 사회 환경이었다. 현재는 마이카 시대로 자동차에 의존하는 삶이다. 차에서 먹고 자는 차박도 유행하고 있다. 과거 걷기와 현재 걷기는 질적 양적 차이점을 드러낸다. 과거의 걷기는 의식주를 위한 필수적인 걷기였다면, 현재는 건강을 위해 걷고 싶은 사람만 걷는다. 바쁜 생활 속에서 걷는다는 것은 어려울 수밖에 없다. 체중 감량, 몸의 각선미 유지, 각종 질병의 예방 및 관리 등 개개인마다 구체적인 목적이 있어야 걷는다. '걷기는 운동이다.'라는 깊은 잠재의식을 가지고 힘찬 발걸음을 내딛길 바란다.

제주 올레길 10코스 구간은 군사 유적지 등 역사적인 곳이 많다. 일본군 전투기 기지였던 모슬포 알뜨르 비행장 격납고, 4.3 양민학살 유적지, 섯알오름이 대표적이다. 알뜨르 비행장은 옛 모습이 잘 보존되어 있고, 그 주변에는 농사를 짓는 농민들 모습이 분주했다. 격납고 주변에서 80세 전후로 보이는 어르신을 만났다. 인사를 하며 여쭤보았다. "어르신, 저 앞에 우뚝 솟아 있는 건물은 무엇입니까? 제가 보기는 초소 같습니다." 어르신은 잘 모른다는 표정을 지으신다. "과거 어릴 때 이 부근에는 철조망 울타리가 쳐져 있었어. 아무도 접근 못 해."라고 대답하셨다. 일제 강점기 시대 제주 바다를 활개 치던 일본군 전투기가 알뜨르 비행장에서 이착륙하는 모습이 연상된다. 비행기 격납고에서는 저 멀리 한라산과 산방산이 보였다. 눈앞에 펼쳐진 대정평야를 바로 보니 가슴이 확 트이는 기분이었다.

곧이어 4.3 유적지인 섯알오름에 도착했다. 나무 데크 시설 등으로 잘 정비된 탐방로를 따라 걸으며 보는 모슬포 앞바다의 경치는 더욱 아름답게 보였다. 능선을 따라 오름을 둘러보고 학살터인 굼부리 안으로 들어갔다. '섯알오름 희생자 추모비'가 세워져 있었다. 무모하게 희생된 분의 명복을 빌었다.' 섯알오름을 지나갈 무렵, 반대 방향으로 걷고 있는 50대 전후로 보이는 남성을 만났다. 미소를 띠며 "안녕하세요. 조금만 가면 개 다섯 마리가 있는데, 개먹이 좀 주세요."라고 말을 건네며, 가방에서 개먹이 다섯 개를 꺼내주는 것이다. 마음속으로 '웃기는 사람 다 있네. 직접 주면 되지.'라고 생각했다.

조금 걸으니 농장에서 개 다섯 마리가 달려오는 것이다. 순간 깜짝 놀랐다. 걸어보면 알겠지만 제주도 개들은 덩치만 크지 한결같이 순진하다. 목줄도 안 했지만 개의 무서움보다 순박함을 느꼈다. 달려온 개들에게 먹이 하나씩 던져주었다. 바닥에 놓고 뜯는 먹는 모습을 보니, 흐뭇했으며 올레길 걷는 내내 기분이 좋았다. 휴대폰으로 사진을 남긴 후, 개가족과 이별했다. 걸어가는 모습을 보고 멀뚱멀뚱 쳐다보며 꼬리를 흔들어댔다. 걷기 좋아하는 사람은 상대에게 자기의 마음을 열 수 있는 것 같다. 먹이를 건네준 그분은 진정 걷기의 고수라고 생각한다.

걷기가 습관화되면 볼일을 보러 다닐 때 승용차 안에서 답답하게 있는 시간이 정말 싫다. 그래서 웬만하면 지하철이나 버스를 타고 다닌다. 대중교통 환승 제도가 잘되어 있으니 불편함이 없다. 세상 구경 다 하며 자유롭게 걷는다. 예식장, 장례식장, 친구 만남, 개인 볼일 등 자동차 없이 혼자 다니는 기분은 너무 자유롭다. 자동차에 얽매이지 않는 기분을 아는가? 나만의 자유로운 세상을 느낀다.

세탁소와 병원 볼일을 위해 승용차를 이용했었다. 세탁소에 들러 세탁을 맡긴 후, 바로 옆 건물에서 내과 진료를 받고 나왔다. 그런데 세탁소 옆 일식 식당에서 주인이 나오더니, 식당 전용 주차장에 주차해놓았다고 목청을 높여 큰소리로 항의를 하는 것이다. 세탁소 앞에 주차해놓았는데 어이가 없었다. 승용차가 못 나가도록 자기 투싼 SUV 차량으로 가로막고 식당 안으로 들어가버렸다. 기가 막혔다. 무술 고단자의 주먹과 발은 후들후들 떨리기만 했다. 그래서 법이 있지 않겠는가.

같은 건물의 주차장이지만 자기들이 사용하도록 계약한 것 같았다. 그렇지만 차를 못 나가게 막아놓고 고함 지르는 모습에 정말 화가 났다. 성질 같으면 돌려차기 한 방으로 때려눕히고 싶었다. 그렇지만 참고 또 참았다. 차량이 못 나가도록 고의로 막는 것은 '업무방해죄'에 해당된다. 신고해서 법적 조치를 하려다가 그냥 참고 넘어갔다. 식당에서 저런 행동을 하면서 어떻게 장사를 할지 염려스러웠다. 6개월 후 그 식당은 임대라는 현수막을 붙여놓고 아직까지 빈 점포로 남아 있다. '한 가지를 보면 열 가지를 안다.'라는 말이 생각났다.

승용차를 운전하면 별의별 스트레스를 다 받는다. 차량 정체, 급차로 변경, 끼어들기 등은 스트레스를 줄 만하다. 목적지에 도착하면 주차 문제까지 신경 써야 된다. 운전으로 인한 잔잔한 스트레스는 생각보다 많다. 깜빡이를 넣지 않고 급차로 변경 중, 시비가 붙어 노상에서 다툼을 벌이는 경우를 가끔 본다. 도로교통법에는 '도로에서의 시비·다툼 등으로 차마의 통행 방해 행위'를 처벌하는 규정이 있다. 양측 다 교통범칙금 통고서를 발부할 수 있다.

싸우면 시간 낭비다. 화가 나더라도 10초만 참으면 마음이 편안하다. 그러나 이건 정말 위험한 운전이라고 생각되면 블랙박스 영상으로 고발하면 된다. 경찰청에서 운영하는 '목격자를 찾습니다'에서 일시, 장소, 위반사항을 입력하면 된다. PC 또는 스마트폰 앱을 활용하길 바란다. 그러면 범법 차량으로 등록되어 나중에 교통통고서를 발부하게 되어 있다. 상대방의 급차로 변경 때문에 급제동하여 차량의 탑승자가 부상을 입었다면 신고해서 비접촉 교통사고로 처리해달라고 하면 되지 않는가. 블랙박스를 증거물로 제출하면 된다.

스트레스를 줄이는 방법은 걸을 수 있는 곳은 걸어 다니며, 일상생활 속에서 걷는 시간을 만들어보자는 것이다. 많이 걷는 것은 건강에 대한 배려라고 생각한다. 미국, 중국, 캐나다는 우리나라 국토의 100배가량 넓다. 그래서 자동차가 필요한 경우가 더 많다. 우리나라는 좁은 땅덩어

리인데 그것도 반으로 분단되어 있다. 대한민국은 급속한 경제 성장과 함께 도로 등 사회간접자본이 비약적으로 발전하여, 전국이 일일생활권이 되었다. 전국 어디를 다녀도 걸을 수 있는 보행의 길은 조성되어 있으며, 걷기에 안성맞춤이다. 걸을 수 있는 길은 안전하다. 도로 곳곳에 켜져 있는 가로등, 골목길 구석구석을 밝혀주는 보안등이 잘 설치되어 있다. 야간에도 든든한 버팀목 역할을 한다. 그리고 무슨 일이 발생하면 112나 119로 신고하면 신속히 출동하여 도와줄 것이다.

대한민국 보행길, 안심하고 걸어보자. 긍정의 에너지가 넘쳐흘러, 나의 마음을 열게 하고 건강을 지켜준다.

06

나는 쉬는 날 5만 보를 걷는다

LH공사 직원들의 땅 투기 의혹이 '민주 사회를 위한 변호사 모임(민변)'에 의해 불거지면서 그 파장이 어마어마하다. 정부에서는 LH공사 전 직원, 청와대, 개발 관련 공무원 등 대대적인 조사를 벌이고 있다. 수사 인력을 2,000명까지 늘리겠다는 국무총리의 인터뷰 내용이 매스컴을 통해 흘러나오고 있다. 조사 지역과 대상이 너무 광범위하다. 언제 끝날지도 모르고 해결 실마리는 보이지 않는 사회적 분위기다.

정부에서는 수십 회에 걸쳐 부동산 정책을 펼쳤지만, 아무런 효과는 없고 주택, 상가, 땅 등 부동산 가격만 치솟고 있다. 일부에서는 '시장 경제 원리로 놔두면 되는데 정부의 부동산 규제가 많다.'라고 토로하고 있다. 수요와 공급 경제 원칙을 무시하고 있다는 것이다. 서민층 내 집 마련 꿈은 점점 어려워지고 있는 실정이다. LH공사 직원들의 내부 정보를 이용한 투기 행태는 문제 삼아야 마땅하며, 그들의 도덕성까지 지탄받고 있다. 어떤 사람들은 부동산 투자와 투기는 엄연하게 다르다고 말한다. 일확천금과 불로소득의 욕망은 정치인, 공무원, 일반 시민 등 누구나 똑같지 않겠는가.

아직 땅 한 평도 가져보지 못했다. 땅을 구입하고 싶은 마음은 있다. 작고하신 아버지의 산소를 이장하기 위해서다. 산소를 쓸 때 일가친척의 허락은 구했지만 마음이 편하지 않았다. 그래서 묘지로 쓸 땅을 구입해서 납골당을 만들고 싶었다. 부부납골당, 가족납골당으로 만들면 후손들이 함께 사용할 수 있다. 화장하여 비석만 세우는 것이 보기 좋았고, 대대손손 납골당을 사용할 수 있게 만들고 싶었다. 작고하신 아버지 고향인 합천 지역을 살펴보기도 했지만 마땅한 곳이 없었다. 사실 경제적 여유는 없지만 실현하고 싶은 일이다.

여행 걷기를 하면서 산기슭 군데군데 설치된 분묘를 보며 생각했다. 좋은 곳은 사진을 찍으면서 유심히 살펴보았다. 이곳저곳 장거리 여행 걷기를 하다 보면 도심 속 걷기보다, 산과 들이 즐비한 농촌 지역을 걸을 때가 많다. 특색이 있는 크고 작은 마을을 많이 지나친다. 과거에 쓰인

산소는 봉과 둘레석을 세우는 방식이 일반적이었다. 근래에는 묘지 봉 없이 비석만 세우는 것이 눈에 많이 띄었다. 화장을 한 후 유골함을 묻고 비석만 세우는 방식이다. 부지런히 걸으며 보아왔던 분묘를 보며 가족 납골당을 만들고 싶었다. 이번 땅 투기 사태로 인해 땅 가격이 많이 떨어질지 모르겠다. '그러면 기회가 있을 텐데.' 하고 내심 은근슬쩍 기대해본다. 만약 땅을 샀더라면 구설수에 올랐을 수도 있었다. 무소유가 마음 편한 것 같다. 땅 투기라는 말이 크게 와닿지는 않는다.

제주도 올레길 코스는 도시 지역보다는 비도시 지역인 시골의 산, 들, 오름 등 오솔길을 걸을 때가 많다. 자연을 벗 삼아 걸을 수 있으며, 제주 올레길 경치와 풍경을 즐길 수 있다. 포장되지 않은 흙길을 밟는 정겨움도 있다. 좁은 오솔길 들판을 걷는 기분은 옛 정취를 느끼게 한다. 걷는 지역마다 산과 들에서 제주도 특유의 산소를 접한다. 묘지 봉을 둘러싸고 있는 직사각형 돌담이다. 바람을 막아주기 위한 제주도의 풍습이라고 한다. 한편으로 짐승의 출입을 막기 위한 것이라는 이유도 있다고 한다.

직장생활은 너무 지겹게 느껴질 때가 있다. 몸과 마음에 스트레스를 주며, 변화가 없다는 것이다. 개인 탈출구를 찾고 싶어도 먹고살기에 급급하다. 누구나 다 똑같은 생각을 하지 않겠는가. 더 좋은 보수와 능력을 발휘할 수 있고, 보다 좋은 환경에서 일하는 곳이 있다면 변화를 시도하려고 한다. 누구의 지시도 받지 않는 나만의 일을 하고 싶은 것이 꿈이었다. 그런데 지금까지 실행되지 않고 있다. 걷기와 뛰기로 오래도록 건강을 지켜준다면, 노후에는 나만의 일을 하고 싶다. 당장 뛰쳐나가고 싶을 때도 가끔 있지만 참고 견뎌야 된다. 혼란스러운 기분이 들 때면 장거리 여행 걷기를 떠난다. 아침부터 저녁까지 걸으며 몸과 마음을 다스린다. 걷기를 싫어하거나, 관심이 없는 사람은 '왜 그렇게 많이 걸어?'라고 말할 수도 있다. 그러나 일상 걷기를 넘어 장거리 여행 걷기에 진정한 내공이 쌓인다면 걷기의 예찬가가 된다.

2016년 봄, 지리산 둘레길 3코스를 집사람과 단둘이서 걸었다. 전남 남원 인월에서 출발하여 금계까지 약 20km가량의 구간이다. 말이 20km이지 걸어보면 지겹고 힘들어 기진맥진한다. 3코스 둘레길은 산길이 많아 힘들었으며, 대략 8시간 이상이 소요되었다.

보통 시간당 3~4km를 걷는다. 걸음 수로 5,000~6,000보가량이다. 사람마다 신체 구조와 체력 조건이 다를 수 있다. 소요시간과 거리를 단정해서 말할 수는 없다. 그리고 걷기 구간이 평지인지, 내리막인지, 오르막인지, 산행인지에 따라 제각각이다. 개인 걷기 스타일과 개성도 사람마다 다르다. 주변 경치에 몰입해서 걷는 사람, 목적지만 생각하고 무작정 걷는 사람, 주변 경치 풍경을 느끼며 사진 동영상에 담느라 여념이 없는 사람 등 각양각색이다.

목적지인 금계마을을 앞두고 등구재를 넘어갈 때였다. 우연히 길 옆

풀 속을 보았는데, 살모사가 땅에 납작하게 엎드린 모습을 발견하고 깜짝 놀랐다. 뱀을 정말 싫어한다. 어릴 때부터 징그럽고 무서워서 도망 다닌 기억이 난다. 작은 돌멩이를 몇 개 던졌더니, 살모사가 움츠린 머리를 직각으로 쳐들며 공격 자세를 취하는 것이다. 기겁을 하고 도망갔다. 살모사는 독성이 강하고 공격적이다. 우리나라 서식하는 뱀 중에서 힘깨나 쓰는 혈기왕성한 놈이다. 지친 몸을 긴장하게 했지만, 자연 속에서만 느낄 수 있는 놀라운 생동감이었다.

달성군 다사에서 근무할 때 사람이 독사한테 물려 사망한 사건이 있었다. 지하철 2호선이 개통되기 전이다. 문양리라는 곳에서 조그마한 비닐하우스 한 동에 채소 농사를 짓던 50대 아주머니였다. 하우스 안에서 채소를 따다가 뱀한테 손가락을 물린 것이다. 인지(둘째손가락)에 물린 자국이 뚜렷이 보였다. 119를 불러 병원으로 후송하였으나, 병원 도착 직후 사망했다. 독사의 독성이 몸속으로 퍼져나간 것 같았다. 그때는 뱀이 비닐하우스를 어떻게 들어왔는지 궁금했다. 뱀 한 마리가 소박하게 살아가는 여성의 삶을 앗아간 것이다. '뱀에게도 사람을 구분하는 인지 능력이 있었으면 좋겠다.'라고 생각했다.

둘레길 3코스의 목적지인 금계마을이 가까워지자, 집사람은 신이 났다. 가수 싸이의 〈강남스타일〉 노래를 부르며 싸이 춤을 추는 것이었다. 소리 내어 껄껄껄 웃어댔다. 그때 모습을 동영상을 찍어 컴퓨터에 보관하고 있었다. 그런데 생각지도 못한 '랜섬 바이러스'로부터 무참히 공격을 당했다. 많은 사진과 자료들이 망가져 날아가버렸다. 어처구니가 없는 현실이었다. 복구 업체에서는 많은 돈을 요구하고, 100% 복구도 어렵다고 했다. 많이 아쉬웠지만 그냥 포기했다. 우리 가족 5명 추억이 담긴 사진을 랜섬 바이러스가 먹어버린 것이다.

목적지인 금계마을에 도착 후 버스정류장으로 달려갔다. 출발 장소인 남원 인월 마을로 돌아가기 위해서다. 버스로는 1시간도 채 안 걸린 것 같았다. '둘레길은 길고 긴 시간이었는데.'라는 생각이 문득 들었다. 걷는 동안 느꼈던 지리산 둘레길의 경치와 풍경, 신선한 바람과 맑은 공기는 잊을 수가 없다. 둘레길 3코스 식당에서 먹은 감미로운 막걸리와 구수한 파전은 머릿속에 생생하다. 내려다본 아랫마을의 논, 밭 시골 정취를 보며 먹었던 그 맛은 장거리 여행 걷기에 힘을 북돋아주었다. 몸속에 에너지를 충전하고, 힘을 내어 다시 걸을 수 있도록 해주었다.

장거리 여행 걷기는 1시간 간격으로 잠깐 휴식을 취하는 것이 효율적이다. 중간에 음료수와 간식을 가볍게 먹고 중간중간 스트레칭을 하면 된다. 목, 어깨, 허리, 무릎, 발목 등 간단한 스트레칭을 하면 근육 피로 회복에도 많은 도움이 된다. 목적지까지 쉬지 않고 그냥 완주하겠다는 욕심을 부리면 탈이 난다. 관절과 근육에 과부하가 걸려 걷는 과정도 힘들지만, 다음 날 근육과 관절 통증으로 일상생활이 불편해질 수도 있기 때문이다.

직장인, 자영업자, 가정주부, 노후를 즐기는 어르신 등 모든 분이 '운동 걷기'를 해야 된다. 밖으로 나가 보면 나이를 불문하고 레깅스와 간편한 옷을 입고 걷는 데 여념이 없다. 손을 아래위로 흔들며 힘차게 걷고 있다. 걷기는 몸과 마음 건강을 유지하며, 체중과 몸매 관리로 각선미를 자랑할 수 있다. 여기서 말하는 '운동 걷기'는 그냥 평범한 일생 생활 걷기보다 조금 업그레이드된 30분 이상 지속적인 걷기를 말한다. 일상 생활 걷기, 운동 걷기, 장거리 여행 걷기로 점점 발전해나갔으면 하는 바람이다. 함께 걸으면 가볍게 걸을 수 있다. 그러면 쉬는 날 5만 보 걷기는 거뜬하게 이뤄지지 않겠는가.

07

가정이 행복하려면 함께 걸어라

직장과 가정생활의 평행선을 유지하기는 어렵다. 과거 젊었을 때는 직
장생활에 무게를 두었다. 가정에 소홀하여 처자식의 불만이 있을 수밖에
없었다. 잦은 회식으로 늦게 귀가했으며, 집은 단순히 잠자는 곳으로만
인식했다. 그러나 50대라는 중년이 되면서 가정생활에 더 많은 무게를
두게 되었다. 직장 회식과 불필요한 모임은 줄이고 가족들과 함께한다.

성인이 된 세 자녀는 이성 친구를 사귀며 잘 먹고 잘 지내고 있다. 가끔
안부를 물어보면 픽 웃으며 고개를 끄덕끄덕한다. 사이좋게 지내는 것을
엿볼 수 있다. 아이들과 대화하다 보면 20대 젊은 세대들의 취업난이 심

각하다는 현실을 직간접적으로 듣고 느낄 수 있었다.

다 큰 성인 자녀밖에 없으니, 자유로움을 느낀다. 아내와는 항상 함께 여행 걷기를 하는 편이다. 말 한마디, 행동 하나가 서로에게 위안이 되며 힘이 되어준다. 걸궁합 때문에 가끔 싸울 때도 있으나, 과거보다는 말다툼 횟수가 많이 줄었다. 과거 부부싸움을 하면 몇 개월 전쟁을 치렀는데, 요즘은 며칠 못 가고 시들해진다. 오랜 부부생활로 끈끈한 애정이 발동하는 것일까.

울릉도 여행 걷기 때 입을 티셔츠를 구입하기 위해 신세계백화점에 들렀다. 구찌, 루이비통, 샤넬 등 명품 매장에는 손님이 터져나갔다. 명품 인기 기세는 여전했다. 우리 부부는 명품을 가져보진 못했다. 비가 내리면 몸에 안거나 옷 속으로 감싸면 진짜 명품이라는 것을 알았을 때 웃음이 나왔다. 명품보다는 옷이 싸고 실용적인 면이 많은 중저가 브랜드를 이용한다.

2021년 4월 우리 부부는 2박 3일 일정으로 울릉도 자유여행을 갔었다. 주목적은 여행 걷기였다. 바쁜 시기였지만 기분 전환을 위해서 여행 걷기를 떠난 것이다. 2013년 7월에 성인봉 정상을 오른 후, 8년 만의 울릉도 방문이었다. 감회가 새로웠고 구석구석 많은 곳을 걷고 싶었다. 그래서 몸과 마음의 스트레스를 없애고, 따뜻한 햇살과 맑은 공기를 마시며 기분 전환을 하고 싶었다.

울릉도 여행 중 가장 신경을 써야 하는 것은 배편이다. 각 해운사에 전화를 걸어 울릉도 여객선이 운항되는지를 사전에 파악하는 것이 좋다. 미리 알고 싶으면 스마트폰에 '윈디앱'을 깔아야 한다. 윈디앱에서는 바람, 파도, 태풍 예보 등을 알려주고 있다. 앱에서 파도를 선택하면 된다. 빨간색이 뜨면 거의 여객선 운항이 안 된다. 파란색은 운행을 할 수도 있고 안 할 수도 있다. 진한 파란색은 어렵고, 연한 파란색은 가능하다. 연두색이 가장 좋으며, 여객선 운항이 가능하다는 것이다. 윈디앱에서 10일 전까지 파악할 수 있다. 육지를 자주 왕래하는 울릉도 주민, 주말부부인 관공서 직원들은 윈디앱을 깔아서 수시로 본다. 울릉도 주민은 여객선 운임이 7,000원이지만, 여행객들은 68,000원가량 한다. 울릉도 주민들에 대한 배려가 돋보인다.

우리 부부는 사동항에 도착하여, GS편의점에 들렀다. 도시락과 컵라면을 구입하여 배고픔을 해결했다. 사동항에서 도동항까지 일주도로를 걸었다. 2020년 태풍 마이삭의 영향으로 많은 구간이 손실되어 군데군데 공사가 한창이었다. 마이삭 태풍 피해를 직접 보고 느낄 수 있었다. 복구에 수년이 걸릴 것 같았다. 도동항에 도착하여 저동항으로 가는 해안산책로를 걸으러 갔는데, 군데군데 출입금지라는 리본이 감싸져 있었다. 작년 마이삭 태풍으로 인해 산책로가 대부분 파손되어 있었다. 나중에 울릉도 스카이라운지 전망대에 올라가 망원경으로 산책로를 확인해보니, 산책로 자체가 다 망가져 없어졌다고 생각하는 것이 옳은 것 같았다. '나라가 이만큼 발전해도, 자연 앞에서는 어쩔 수 없구나.'라는 생각이 뇌리를 스쳐갔다. 자연재해의 무서움을 실감했다.

사동항에서 도동항을 거쳐 저동항까지 일반도로를 걸어갔는데 해는 중천에 떠 있었다. 더 걸어보자는 생각에 관음도까지 걸어가기로 했다. 마지막 목적지를 향해 축 늘어진 몸을 이끌어 발길을 내디뎠다. 저녁에 맛있게 먹고 마시는 뒤풀이 생각으로 걸었더니 힘이 났다. 관음도에 도착하니 '괭이 갈매기들의 보금자리 갈매기 가족 사랑으로 지켜주세요.'라는 표지판이 보였다. 섬 주변 일대가 갈매기 서식지였다. 구름떼처럼 모여들어 우리를 반겨주었다.

구름다리를 건너 관음도를 들어서는 순간 세찬 바람이 몰아쳤다. 몸이 휘청거리며 모자가 날아갈 것 같아 손에 꽉 쥐고 걸었다. '내일 여객선 운항이 힘들겠구나.'라고 생각했는데 풍랑주의보로 여객선과 고깃배 등 모든 배가 운항 중지되었다. 괭이 갈매기들의 호위를 받으며 관음도를 한 바퀴 돌아보니, 경치 풍경이 고즈넉하게 느껴지는 작은 섬이었다. 관음도 전망대에서 바라본 죽도는 붓으로 쿡 찍어 놓은 것처럼 조그마한 둥근 섬으로 눈앞에 보였다. 가고 싶었지만 5월부터 여객선을 운항한다고 하니 아쉬움만 남겼다. 사동항을 시작하여 도동항, 저동항을 거쳐 관음도까지 그날 하루 장거리 여행 걷기는 행복하게 끝을 맺었다.

저녁에는 울릉도경찰서에 근무하는 친구와 후배를 만나 오리고기를 먹으면서 많은 담소를 나눴다. 울릉도에는 오징어가 안 잡혀 구경하기도 힘들었다. 통오징어는 몇 마리 보였다. 그래서 오리고기를 선택한 것이다. 식당 주인 아주머니는 명이나물 철이라 낮에는 하루 종일 명이나물을 80kg가량 캔다고 한다. 명이나물에 오리고기를 싸서 맥주 한잔 곁들여 먹으니 꿀맛이었다. 몇 년 동안 울릉도에서 생활하는 친구와 후배가 부럽게도 느껴졌다.

울릉도 저동에서 도동으로 넘어가는 옛길이 있다. 해담길 1코스다. 옛울릉도 주민들은 도로가 생기기 전 이 산길로 다녔다고 한다. 저동항을 출발, 도동항 넘어가는 길인데 통제된 곳이 많았다. 태풍 마이삭 영향이다. 집사람과 함께 옛길을 걸으며, 코로 마시는 숲속의 공기는 대도시의 공기와는 사뭇 달랐다. 가슴이 펑 뚫리는 기분이었다. 자연 그대로 좁은 오솔길은 울릉도 옛길의 추억을 느낄 수 있었다. 갑자기 푸다닥 날아가는 꿩 소리는 우리를 깜짝 놀라게 했다. 나뭇가지 사이로 보이는 바다와 파도소리는 기분을 한층 더 좋게 했다. 스트레스가 싹 사라지는 것 같았다. 기분이 상쾌해지니 발걸음도 가벼웠다. 여행 걷기를 사랑할 수밖에 없다. 대한민국 다 걷기 프로젝트는 계속 진행형이라고 할 수 있다.

요즘 보이스피싱의 피해는 갈수록 교묘하다. 피해자도 점점 늘어나고 있다. 집사람과 함께 울릉도 옛길(해담길1코스)을 걷고 있는데 문자가 왔다. '○○○님 (농협카드)해외승인 1,850,000원 결제완료. 본인 아닌 경우 즉시 한국소비자원 문의전화 031-308-1○○2'라는 내용이다. 발신인은 006○○06943○○03으로 찍혔다. 단번에 보이스피싱이라는 것을 알 수 있었다. 함께 걷던 집사람에게 보여줬더니, "보이스 피싱이네. 발신번호를 보면 알지."라고 말하는 것이다. 걸으면서 생각했다. 집사람이 단번에 알아차리는 것에 무척 흐뭇했다. 우리 부부는 울릉도 명이나물과 갖가지 아름다운 꽃을 보며 힘찬 발걸음을 내디뎠다.

「남편나무」라는 글을 소개한다.

"어느 날 남편이라는 나무가 내 옆에 생겼습니다. 바람도 막아주고, 그늘도 만들어주니 언제나 함께하고 싶고 사랑스러웠습니다. 그런데 그 나무가 싫어지기 시작했습니다.

(중략)

그러더니 어느 날부터 나무는 시들기 시작했고, 죽어가기 시작했습니다.

(중략)

그때서야 나는 깨달았습니다. 내가 사랑을 주지 않으니 쓰러져버린 나무가 나에겐 얼마나 소중한지를, 내가 남편나무를 대수롭지 않게 생각하는 사이에 나무는 나에게 너무나 소중한 그늘이 되었었다는 것을…."

이 글의 제목을 '남편나무'에서 '남편과 부인나무'로 바꿨으면 좋겠다.

부부지간은 동격인데 남편에게 한정된 것 같은 기분이 들었기 때문이다. 아내나무도 남편나무와 똑같은 역할을 한다. 몸과 마음이 힘들 때 집사람의 위로와 말 한마디에 큰 힘과 용기를 얻었다. 나의 영원한 동반자로서 건강하게 끝까지 함께 걷는 것이 소원이다. 여러분도 몸과 마음의 건강을 유지하고, 가정이 행복하려면 부부가 함께 걷기를 바란다.

08

자연과 어울리는 아이들이 정서적으로 좋다

초등학교 수업시간에 나무와 꽃을 심는 실과 시간도 있었다. 호미와 작은 삽을 들고 학교 화단의 잡초를 뽑고, 물을 주며, 꽃나무를 가꾸던 시절이 생각난다. 그때 책상에 앉아 공부하는 것보다 즐거운 시간이었다. 호미로 흙을 파헤쳐 코스모스와 민들레를 심고 물을 주던 시절이 기억난다. 학교로 가는 길 옆의 산과 들에는 나무와 꽃들이 파릇파릇하게 자라고 있었다. 매미들의 울음소리, 작은 날갯짓하는 흰나비와 노랑나비, 자연의 감미롭고 아름다운 모습은 천진난만한 아이에게 감성적인 성격을 가지게 했다.

온갖 아파트와 상가 등 건축물이 도시 곳곳에 쭉쭉 뻗어 있다. 바쁜 일상생활로 인해 자연 친화적인 삶은 점점 잊어버리고, 큰 건물들 속에 싸여 도심의 답답한 생활에 익숙해졌다. 급속히 발전하는 시대가 무섭게 느껴질 때도 있다. 그래서 우리는 자연 친화적 삶을 갈망하고 있으며 찾아 다니고 있는 것이다.

자연과 함께 어울리며 자라나는 아이들은 정서적으로 좋다고 한다. 세 자녀를 키우면서 깨달은 점이기도 하지만, 과학적으로도 증명된 사실이다. 과거에는 자연을 벗 삼아 자연 친화적으로 자랐다. 자연 속에 묻혀서 매미와 나비를 잡으며 뛰어놀았다. 공부는 싫어했지만 숲속은 친구처럼 늘 함께했다. 입산 금지 구역에 들어가서 빨간 모자를 쓴 '산집게'(산불예방 관리인) 아저씨한테 잡혀 혼났던 시절도 있었다. 자연과 함께하면 감성적인 아이로 성장한다. 자연을 보고 듣고 느끼면, 응용력과 창의력이 좋아지고 심리적, 정서적 안정감을 얻을 수 있다.

요즘 아이들은 학교와 학원이라는 울타리 속에서 하루 일과를 보낸다. 학교 수업, 영어 · 수학 과외 학원, 피아노 · 미술 학원, 태권도 체육관 등등 손발이 부족할 정도다. 하루 스케줄이 꽉 짜여 있다. 자연 친화적 만남은 주말에나 가능할 수 있지만, 또 다른 보충 수업이 있다면 불가능하다. 자연은 점점 멀어질 수밖에 없다. 그래서 아이들은 컴퓨터 스마트폰과 친해지는 환경에 놓이게 되었다. 심리적 정서적으로 안 좋으며, 시력 저하 원인이 되어 안경 착용이 늘고 있는 실정이다.

학생들의 컴퓨터, 스마트폰 게임 중독성이 심각하다. 부작용으로 인해 정신과를 찾는 학생들이 날로 늘어만 가고 있다고 한다. 정신과 전문의는 진단을 하고 약물 처방을 한다. 진단과 처방은 뗄 수 없는 바늘과 실이다. 이제까지 병원에 다녔지만 의사 진료 후, 약 처방이 없는 날은 단 한 번도 없었다. 나는 약 처방을 받으면 한두 개만 복용하고, 괜찮으면 상비약으로 서랍에 넣어둔다. 병원에서는 약물 치료가 우선이므로, 약물 의존성이 당연히 강해진다. 한 번의 질병으로 평생 약을 복용할 가능성도 농후하다. 자연을 벗 삼아 아이와 함께 걸어보자. 운동 기능 향상으로 면역력과 자연 치유력이 좋아지지 않을까.

청소년 자살률이 세계 4위라는 통계도 있었다. 근무하는 현장에서 청소년의 자살은 심각하다는 것을 경험했다. 주로 성적 비관, 부모와의 갈등, 이성 친구 갈등 등으로 아파트에서 뛰어내리거나, 강물에 뛰어들거나, 독극물을 복용하거나, 목을 매다는 등 현장에서 극단적 선택을 접할 때 '남의 이야기가 아니구나.'라는 생각을 했었다. 심리적, 정서적 안정을 주는 정신적 건강이 중요하다는 것을 알았다. 우리나라의 교육 제도가 과거보다 많이 달라지고 있지만, 성적 위주의 주입식 교육은 우리 아이들을 정신적으로 병들게 하고 있다. 예체능 수업시간을 더욱 늘려 학생들에게 신체 활동의 자유를 주었으면 한다. 편향적인 학교 공부보다 창의력을 발휘하는 소통의 시간 말이다.

뒤돌아볼 시간이 없을 정도로 바쁘게 생활했었다. 직장생활을 마치고 쉬는 시간에는 태권도 체육관으로 달려가 아이들을 가르쳤다. 보조 사범과 함께 성심성의껏 지도했다. 주말에는 아이들과 야외 체험 활동을 했었다. 그때는 세 자녀도 함께 동참했다. 앞산 등산하기, 고구마 캐기, 사과 따기, 딸기 따기 등 자연 속 체험 활동을 다녔었다. 아이는 밝고 환한 미소를 지었다. 햇볕을 쬐며 뛰어다니는 천진난만한 아이들의 모습을 보면 동심으로 돌아가는 기분이었다.

아이들에게 자연을 벗 삼아 뛰어놀 수 있는 기회를 얼마나 주고 있는가? 대부분의 사람들은 시간이 없다고 말한다. 맞벌이 부부의 현실이다. 나 역시 세 자녀를 키우면서 정신없이 살았다. 그러나 휴일에는 세 자녀를 데리고 자연 속으로 다가갔다. 그런데도 많이 부족한 점을 느낀다. 더 많은 시간을 자연과 함께했더라면, 감성지수(EQ)에 긍정적인 영향을 주지 않을까.

항상 꾸지람만 하고 아이와 많은 시간 함께해주지 못해 후회스럽다. 요즘 머리가 굵어진 아이는 부모와 함께하기를 꺼린다. 자기 연인과 친구가 더 좋기 때문이다. 아이들은 어릴 때 많이 데리고 다니면서, 자연을 벗 삼아 좋은 추억을 만드는 것이 정서적으로 좋다. 나중으로 미루다 보면 아이들은 성장하고 기회는 없어진다. 세월은 금방 지나가버린다. 생각만 하지 말고 자연을 찾아가자. 어울리며 대화와 소통을 하자. 심리적 안정을 주며 정신 건강을 지켜줄 것이다.

막내아들은 서원대학교 체육교육학과에 재학 중이다. 복싱 선수다. 네이버 인물검색에 '이채현' 치면 뜬다. 막내아들은 산에서 곤충을 만나면 기절초풍하고 도망간다. 손사래를 치며 고함을 얼마나 지르는지 모른다. 산책하는 다른 사람에게 부끄러울 정도였다. 어릴 때부터 자연과 친숙하게 지냈다면, 곤충들과 친하게 지낼 수도 있었다. 장수풍뎅이, 산모기, 벌, 사마귀, 무당벌레 등을 만나면 기겁하며 양손으로 흔들어댄다. 도망다니면서 고함을 지르는 모습은, 어릴 때부터 자연과 함께하는 시간이 부족했던 것을 보여준다.

네 번째 늦둥이를 가진다면, 그동안 세 자녀에게 못다 한 참교육을 하고 싶다. 실현되기는 사실상 어렵다. 나이는 이겨낼 수 있는데, 과거 비뇨기과에 가서 수술을 해버렸다. 집사람 고생시키는 것보다 내가 결정했다. 어떤 사람들은 이런 말을 한다. 정관 수술을 하면 정력이 약해진다느니, 남성 호르몬 분비가 잘 안 된다느니, 몸속 기가 빠져 컨디션이 안 좋아진다느니. 다 거짓말이었다. 내가 직접 겪어보았는데 좋은 점이 더 많았다.

세 자녀를 키우면서 일화가 많았다. 막내가 초등학교 3학년 때였다. 같은 반 한 명이 천 원을 잃어버렸다고 담임교사에게 말했다고 한다. 교실 안에 찾아봐도 천 원을 찾을 수가 없었다. 담임교사는 천 원이 있는 학생들을 일으켜 세운 후, 꾸지람하듯 벌을 줬다고 한다. 그 말을 듣고 어이가 없었다. 내가 담임교사라면 주머니에서 천 원을 슬쩍 꺼내 '여기에 있었네.'라며 찾아주었을 것이다. 그러면 잃어버린 학생은 담임교사한테 고맙게 느낄 것이고, 몰래 주워간 학생은 선생님의 가르침에 감동하며 양심의 가책을 느끼게 되는 것이다. 교육의 효과가 배가될 수도 있다. 심리적, 정서적 교육에도 영향을 미치지 않겠는가.

아이들과 함께 걸으면 장래의 길이 된다. 건강한 아이로 키우고 싶다면, 나가서 함께 걸어라. 대화를 나누며 소통하자. 아이들에게는 건전한 생각과 창의력이 번쩍 떠오를 것이다. 아이들과 함께 걸을 때, 진솔한 마음으로 이야기할 수 있다. 아이들과 이곳저곳을 보면서 걷게 되면, 자연스러운 대화가 이루어진다. 자녀들과 함께 걷는 발걸음은 가볍고, 홀가분하다. 자유롭고 풍요로운 세상을 얻은 기분이 든다.

자연과 어울리는 아이들은 정서에 좋다. 어릴 때 아이들의 손을 잡고 자연과 어울릴 수 있는 곳을 찾아 나서자. 주변 산책로를 함께 걸으며 나무와 꽃, 나비와 벌, 지렁이와 달팽이들을 보고 듣고 느끼게 만들자. 계절마다 변화하는 모습을 보면, 아이들의 생각과 마음도 변해가고 있을 것이다. 자연과 함께 어울리며 건전하게 성장한다. 건강한 육체와 건강한 정신은 아이의 성장에 큰 도움을 준다. 정서적인 안정은 우울증, 조울증 예방에도 효과적이지 않을까?

3장

모든 길을 나만의
피트니스센터로 여겨라

01

아이들과 함께 걸어라

코로나19로 인해 초 · 중 · 고 대학생의 학교 출석 일수가 많이 줄었다. 비대면 온라인 수업으로 대체하는 하는 곳이 많다. 2020년의 경우, 코로나19의 영향으로 10대들의 '집콕'이 확산되면서 많은 부작용이 따랐다. 인터넷 게임, 도박이 급속히 늘어난 것이다. 코로나19로 인해 게임머니 구입이 점점 많아지고 있다고 한다. 이로 인한 온라인상 시비 다툼으로 인해 사이버 경찰에 신고 접수도 점점 증가하는 추세다. 그리고 집콕으로 인해 외부 활동량이 많이 줄었다. 가뜩이나 운동량이 부족한 실정인데 말이다. 특히 청소년 성장기는 중요한 시기며 육체적, 정신적 건강에 빨간불이 켜질 수밖에 없다.

우리나라의 학교 교육은 성적 위주의 주입식 교육이다. 중간고사, 기말고사, 학력평가고사 등 초·중·고 학생은 시험성적 위주 공부에 매진한다. 요즘은 초·중·고 학교에서 치르는 평가시험 종류와 명칭도 많이 바뀌었다. 그리고 학교 정규 수업을 마치면 영어, 수학, 과학, 국어 학원 등 한곳 이상은 필수적으로 수강한다. 많은 학원비를 들여 부족한 과목에 집중하기 위해 사설 학원에 다니는 것이다. 그만큼 10대 어린 학생들에게는 신체 활동 운동량이 부족하며 여러 가지 부작용이 일어나고 있다. 육체적·정신적 건강을 위한 신체 활동 운동량이 부족하다.

세 자녀를 키우는 부모였지만 자녀 공부에 그렇게 집착하지 않았다. 그냥 건강하고 착하게만 커주었으면 하는 바람뿐이었다. 인간관계와 사회성이 중요하다는 것을 깨달았다. 공부는 못하더라도, 운동은 꾸준히 잘했으면 싶었다. 세 아이는 아빠 엄마가 운영하는 체육관에서 무료로 태권도를 배웠다. 각각 태권도 4단은 취득했지만, 특별한 기능과 소질은 보이지 않았다. 단증을 취득하기 위한 태권도 기능을 습득했을 뿐이다. 그렇지만 태권도라는 신체 활동으로 단체생활, 공동체의식, 협동심 등 사회성을 배웠으니 만족한다.

어릴 때 산과 들을 걷고 뛰면서 마냥 놀기를 좋아했던 터라 엘리트 운동선수를 한번 해봤으면 하는 마음도 있었다. 운동선수의 길을 간다고, 그쪽 방향으로 진로가 결정되는 것은 아니다. 하지만 운동으로 터득한 정신력은 무엇이든지 해낼 수 있고, 도전할 수 있다는 자신감을 심어준다.

    부산 회동수원지 땅뫼산을 걷고 있었다. 3월 초순의 포근한 일요일 날씨를 느낄 수 있었다. 회동수원지는 휴일이라 그런지 많은 사람이 봄을 즐기러 나왔다. 조금 차가운 바람이 얼굴을 스쳤지만 장거리 여행 걷기에는 무리가 없었다. 갈맷길 코스를 따라 해동수원지와 산속 경치를 느꼈다. 파릇파릇 새싹이 돋아난 모습과 이제 막 피기 시작한 진달래꽃이 알록달록 저마다 빛깔을 뽐내고 있었다. 살짝 꽃망울을 터트린 예쁜 꽃을 보니, 생동감 넘치는 완연한 봄이 오고 있음을 느꼈다. 한참 걷다 보니 땅뫼산 황토숲길이 나타났다. 맨발로 걸을 수 있도록 향토길을 조성해 놓았다. 숲 속 산책로에 마련된 동그란 나무의자에 걸터앉아 신발을 벗고, 양말을 벗어 신발 속으로 넣었다. 한 손에 신발을 들고 다른 한 손에는 휴대폰을 들고 향토길을 걸었다. 땅바닥은 아직 차가움을 느꼈다. 몸 뒤쪽에 떠 있는 아침 햇살은 나의 걷는 모습을 비춰주었다. 신발을 들고 발을 쭉 뻗어 걷는 그림자는 한 폭 예술 작품처럼 선명하게 나타났다.

    잠깐 멈춰 서서, 바닥에 나타난 선명한 그림자와 맨발을 카메라로 찍었다. 작품 사진을 연상케 할 정도로 멋졌다. 페이스북과 인스타그램에 올리니 '너는 그런 것도 하는구나. 나도 해야겠다.'라는 댓글이 달리기도 했다. 친한 사람들끼리만 페이스북, 인스타그램, 카카오스토리를 공유하고 있다. 중년이 되어 SNS를 따라가려면 바쁘게 배우고 움직여야 된다.

맨발로 향토길을 걷고 있는데 저 앞쪽에서 꼬마 둘이 부모의 손을 잡고 다가왔다. 5세 전후의 어린아이였다. 아들 하나, 딸 하나였다. 아빠 엄마가 아이들을 데리고 회동수원지에 놀러 나온 것이다. 산책로를 다정하게 걷는 모습이 참 보기 좋았다. 아들은 엄마의 손을 잡고, 딸은 아빠의 손을 잡고 다녔다. 함박웃음을 지으며 즐거워하는 아이들의 모습에서 자연의 맑은 햇살과 공기, 아름다운 숲이 조화를 이루면서 다정다감한 가족 사랑을 엿볼 수 있었다.

아이들을 데리고 자연을 함께 걸으면 감성이 풍부해져 직관력, 통찰력, 창의력을 키울 수 있는 계기가 된다. 집에서 영어 단어 하나 더 익히는 것보다, 자연을 벗 삼아 즐기며 함께 걸어라. 집은 갇혀 있는 제한적인 공간이다. 아이들이 집에만 있으면 컴퓨터, 휴대폰 영상, 게임 등에서 자유로울 수 없다. 아이들은 컴퓨터와 휴대폰 사용에 집중하며 자리에 앉아있으면 부모의 손이 덜 가고 편안하게 느껴질 수도 있다. 그러나 육체적, 정서적인 건강을 위협받는다. 잦은 시간 게임을 하거나 불필요한 영상을 많이 본다면 어떤 부작용이 있을까? 눈, 경추, 흉추, 요추 등 신체 건강이 위험하다. 운동 부족과 나쁜 자세는 척추 디스크의 원인이 되기도 한다. 요즘 10대, 20대 젊은 층에서도 척추 관절 통증으로 치료받는 빈도가 점점 늘어나고 있다. 또한 학교와 학원 등 제한된 실내 생활이 몸과 마음에 스트레스를 불러일으킨다. 어린 학생이 우울증, 조울증, 정신질환으로 병원을 찾는 모습에 안타까움을 느낀다.

큰딸이 초등학교 6학년에 다니던 때였다. 현재의 신장은 초등학교 6학년 때 키와 비슷하다. 그때까지만 성장하고 멈춘 것이다. 사람마다 성장속도와 시기가 다르다. 초등학교 6학년이 되면 사춘기에 접어드는 애들도 많다. 큰딸은 빠른 성장으로 인해 사춘기가 빨리 왔다. 아이들이 6학년이 되자 머리 염색하는 애들, 귀걸이와 반지를 끼는 애들, 짧은 치마를 입는 애들이 점점 많아졌다. 큰딸도 덩달아 머리 염색을 하고 동그란 귀걸이를 하고 다녔다.

담임 선생님은 반 아이들에게 머리 염색, 귀걸이, 반지, 짧은 치마 금지령을 내렸다. 6학년 여학생이 경쟁적으로 외모에 신경 쓰는 모습은 잘못되었다. 그래서 큰딸이 동그란 귀걸이를 빼고 학교를 가는 것을 알게 되었다. 담임교사의 지시였다고 한다. 아이들 교육을 위해 때론 단호하게 제지하는 모습은 긍정적인 생각으로 받아들였다.

큰딸 6학년 초등학교 마지막 운동회 날이었다. 꼭 가봐야지 하는 생각에 초등학교 운동장을 찾았다. 그동안 큰딸 운동회 달리기 성적은 4등, 5등, 6등이었다. 운이 좋아 4명 뛰면 4등이고, 운이 나빠 6명 뛰면 6등이다. 신장에 맞춰 남은 아이들과 짝을 맞춰 달리기를 한다. 사진을 찍어주기 위해 사람들의 틈을 헤쳐 들어갔다. 집사람이 '저 선생님이 소현이 담임이다.'라고 손짓을 하는 것이다. 달리기 도장을 찍어주는 담임 선생님을 자세히 바라보았다. 키가 170cm 되어 보이는 멋쟁이였다. 갈색으로 염색한 긴 생머리, 주먹만 한 크기의 동그란 귀걸이, 백바지에 나이키 흰색 운동화를 신었다. 유명 연예인 같아 보였다. '운동회 때 저 모습은 뭐지?' 머리가 혼란스러웠다. 아이들에게는 염색, 귀걸이를 못 하도록 단호한 지시를 했는데, 짙은 염색에 주먹만 한 귀걸이를 하고 있는 모습은 아이러니했다. 운동회가 아니고 예술전이라면 좋았을 것이다. '윗물이 맑아야 아랫물이 맑다'는 옛 속담이 맞는 것일까. 선생님, 학부모, 어린 학생들이 체육복을 입고 어울려 뛰는 활기차고 건강한 모습이 그리웠다.

'아이들과 함께 걸어라.' 중년이 되어도 초등학교 자녀가 있을 수 있고, 성년이 된 자녀도 있다. 나이를 따지지 말고 함께 걸으면서 대화하고 소통하는 것이 중요하다. 오붓하게 걸으며 일상 대화를 나눈다면, 이보다 더 좋은 가정교육이 어디 있겠는가. 어릴 때 꾸준한 운동을 해주면 성장 발육에 많은 도움을 주며, 면역력 강화로 각종 질병도 예방할 수 있다. 또한 정신적 스트레스를 해소하여 정서에 안정을 주므로 우울증, 조울증을 예방한다. 어릴 때의 꾸준한 운동은 평생 운동 습관을 갖게 하는 중요한 활동이다. 아이들이 부모와 함께 걸어보면 부성애, 모성애의 따뜻한 사랑을 느낄 것이다.

02

나는 걸으면서 부동산 공부한다

일상생활 걷기는 출퇴근부터 시작한다. 집에서 나가 10분가량을 걸으면 고산역에 도착한다. 신호등이 있는 네거리 한곳, 신호등 없는 횡단보도 한곳을 건너가야 한다. 집과 직장을 오가려면 항상 이 길로 다닌다. 주변 신축 상가와 시설물의 변화를 수시로 볼 수 있다. 비어 있던 근린상가였는데, 하나둘씩 업체들이 입점하는 것을 볼 수 있다. 시간이 갈수록 주변 상권이 점차 크게 형성되는 것을 느낄 수 있었다.

출퇴근길에 네거리 횡단보도 바닥 신호등이 작동을 하지 않는 것을 발견했다. 걸어서 다니던 익숙한 길이라서 누구보다 잘 알고 있었다. 바닥 신호등은 횡단보도의 녹색, 적색 신호등에 맞춰 동시에 작동되는데 고장 난 것이다. 해당 부서에서 알아서 고치겠지 생각했지만, 한 달이 지났는도 그대로였다. '누가 민원을 넣지 않으면 알 수가 없겠지.'라는 생각이 들었다. 사진을 찍어 안전신문고에 민원을 넣었다. 그런데 2021년 3월16일 접수한 민원이 몇 달이 지난 현재까지 기관과 부서를 왔다 갔다 하며 수리는커녕 서로 자기 업무를 따지며 이송과 이첩을 반복하고 있다.

글을 쓰고 있는데 문자가 또 들어왔다. '대구광역시 수성구로 이송되었습니다.'라고. 나는 휴대폰 안전신문고 앱으로 민원을 넣었다. 행정자치부 도시국에서 접수, 대구수성구 담당자 재지정, 대구수성구 부서대표자 지정, 경찰청 이송, 대구광역시 이송, 대구수성구 이송(현재 진행 중), 다시 경찰청 접수, 이런 식으로 문자만 계속 오고 있었다. 공구를 가져와 직접 고치고 싶은 마음이 들었다. 과다한 업무로 인해 늦어지는 것은 이해할 수 있지만, 직접 현장 확인도 안 하고, 이송만 하고 있는 행태는 눈살을 찌푸리게 한다. 걸어 다니면 보이는 것들이 많다.

스마트폰에는 많은 앱이 깔려 있다. 일상생활 걷기를 하거나 장거리 여행 걷기를 할 경우 가끔 필요할 때가 있다. 예를 들면, 경찰청에서 운영하는 '목격자를 찾습니다', 행정안전부에서 운영하는 '안전신문고', 국민권익위원회에서 운영하는 '국민신문고' 등이다. 부동산과 관련된 앱은 '스마트국토정보', '토지이용규제', '부동산지인', '밸류맵', '디스코', '호갱

노노', 'KB부동산' 등이다. 그때그때 사용 용도가 다르다.

걷기 앱은 '캐시워크'를 깔아놓았다. 걸음 수, 거리, 칼로리 소모량, 시간 등이 알아서 척척 잘 올라간다. 목적지에 도착 후, 걸음 수 나오도록 인증샷을 찍을 수도 있다. 앱에서 주는 돈을 차곡차곡 모아 좋아하는 사람에게 선물하면 좋다. 스마트스토어에 들어가면 걷기와 관련된 앱들이 많다. 본인에 맞는 앱을 사용했으면 한다. 일상생활에 꼭 필요한 앱들은 미리 스마트폰에 깔아놓기 바란다. 일상생활에 큰 도움이 될 것이다.

2019년 1월 2일, 제주 올레길 11코스를 걸을 때의 일이다. 농경지를 지나 나지막한 산길을 걸었다. 이정표인 올레길 깃발만 보고 힘들게 걷고 있었다. 그런데 바로 옆에서 총소리가 크게 들렸다. 엽사가 사냥개 한 마리를 데리고 다니며 사냥을 하는 것이다. 꿩을 잡으려고 하는 것 같았다. 참고로 제주도에는 꿩이 참 많다. 목줄도 안 한 사냥개와 엽사의 엽총소리에 두려움을 느꼈다. 더 빠른 걸음으로 신속히 이동했다. 올레길 코스에서 엽총으로 사냥을 한다는 것이 아무리 생각해도 이해가 되지 않았다. 제주특별자치도에서 올레길 이용자들을 위한 세심한 배려가 필요해 보였다.

참고로 우리나라의 수렵 기간은 동절기이다. 매년 11월 1일부터 다음 해 2월말까지다. 엽사들은 수렵 기간에만 엽총을 출고하여 사냥을 한다. 일출 전, 일몰 후에는 사냥을 할 수 없다. 안전사고가 발생할 수 있기 때문이다. 유해 조수 엽사들은 다르다. 각 지방단체에 등록된 엽사들은 야간에도 활동한다. 멧돼지 출몰로 농작물에 많은 피해를 주거나, 주민들의 안전을 위협하는 멧돼지가 출현하면 유해 조수 엽사들이 출동한다. 포획하면 한 마리당 포상금도 준다. 각 자치단체별로 다르지만 보통 20~30만 원가량이다.

엽사는 사람들이 올레길을 걷고 있는 것을 보고 있으면서도 꿩 사냥에 정신이 없었다. '이러다가 총 맞아 죽는 아니야! 사냥개가 덤벼들면 어떡하지.'라는 두려움이 생겼다. 그래서 걸어가면서 스마트폰 앱을 이용하여 '국민신문고'에 '올레길이 불안합니다.'라는 제목으로 민원을 넣었다. 다음 날 12코스를 걷고 있을 때였다. 제주특별자치도에서 민원에 대한 답변이 왔다. '위탁을 맡아서 관리하고 있는 야생생물관리협회 제주도지부에 인근 수렵을 금지해달라고 통보했으며, 수렵 시 지켜야 될 사항 및 수렵금지구역 등을 수렵인들에게 단체문자를 보내는 등 조치하였습니다.' 하루 만의 답변이었다. 탁상행정은 아닐 것이라고 굳게 믿었다.

장거리 여행 걷기를 하다 보면 궁금증이 참 많이 생긴다. 도심을 걸을 때 저 건축물은 언제 지은 건지, 무슨 용도로 지은 건지, 저 땅의 지목은 뭔지, 저 땅의 용도지역은 뭔지 알고 싶어진다. 과거에는 그냥 지나쳤다.

'집 예쁘게 잘 지었네. 경치가 참 좋네.'라고 생각만 하고 걷기에만 몰입할 뿐이었다.

부동산을 아는 것은 상식이다. 그동안 부동산에 대해서 일자무식이었다. 먹고사는 생활에만 급급했을 뿐 아무것도 몰랐다. 부동산 계약을 할 때도 공인중개사가 시키는 대로 했다. 그냥 믿고 계약금 부치고 도장을 찍었다. 지금 생각하면 무지한 바보짓이다. 권리분석과 신원확인도 하지 않고 계약을 했으니 말이다.

부동산에 관심을 갖게 된 후부터는 달라졌다. 궁금하고 알고 싶은 것이 있으면 직접 확인한다. 스마트폰에 깔려 있는 앱을 이용한다. 세상 참 좋아졌다. 폰으로 못 하는 것이 없지 않은가. 유튜브 방송도 스마트폰으로 편집해서 올리는 세상이니 말이다. 내가 부동산에 관심이 많다고 하니, 부자 혹은 부동산 투자자, 투기자인 줄 오해하는 독자가 없었으면 좋겠다. 평범하게 살면서 운동 걷기를 좋아하는 울타리 속에 갇혀 있는 말단 직장인이다. 부동산을 알기 위한 공부일 뿐이다. 부동산은 인생을 살아가면서 꼭 알아야 하는 상식인 것은 틀림없다. '혹시 모르지 않는가? 잠재의식이 실현되어 하나님보다 높은 건물주가 될지.' 여러분도 시간 날 때 공부했으면 좋겠다.

걷기를 하면 도시도 걷고, 농촌도 걷는다. 걷고 있는 길이 국유지일 수도 있고 사유지일 수도 있다. 부동산은 일상생활과 항상 접해 있다. 그래서 조금 알고 나면 더 궁금해지는 것을 느꼈다. 평소 궁금증이 많아 알고 싶은 건 어떻게든 알아낸다.

과거에는 당장 먹고사는 데만 급급하다 보니 부동산에 대해 전혀 관심이 없었다. 돈 많은 부자들이나 부동산에 관심을 가질 수 있는 현실이었다. 사람의 심리는 자기 관심 분야가 아니면 쳐다보지도 않는다. 부동산에 관심을 가지니 더 알고 싶어졌고 더 공부하고 싶어졌다. 2019년 12월 부산 갈맷길 1-2코스를 집사람과 같이 걸을 때였다. 기장군청을 출발하여 문탠로드까지 21km 이상을 걷는 구간이다. 대변항, 오랑대, 해동용궁사, 송정해수욕장을 거쳐 목적지로 가는데 아름답고 오붓한 집들이 곳곳에 보였다. 여기는 개발제한구역인 것 같은데, 어떻게 오목조목 예쁘게 지었는지 궁금했다. 그래서 스마트폰을 꺼내 '스마트스윗치', '토지이용규제' 앱을 눌러보았다. 전체 토지는 농지인데, 일부 농지전용을 하여 건축물(집)을 지은 것 같았다. 궁금증을 해소하니 걷는 기분과 함께 작은 성취감을 느꼈다.

아날로그 시대가 느린 걷기라면, 디지털 시대는 빠른 걷기라고 표현하고 싶다. 앞으로는 인공지능, 사물인터넷, 빅데이터 등 4차 산업혁명으로 인해 뛰어다녀야 되지 않을까?

몸과 마음과 머리가 따라갈 수 있을지 모르겠다. 스마트폰은 일상생활에서 다방면으로 큰 역할을 하고 있으며 없어서는 안 될 필수품이다. 생활에 필요한 새로운 앱과 각종 콘텐츠는 즉각 받아들이는 모습이 필요하다. 많은 사람들이 몸과 마음의 건강을 위해 힘차고 걷고 있다. 여러분도 스마트폰에 유용한 앱을 깔아 걷기에 활용한다면, 더욱 알찬 걷기가 될 것이다. 나의 스마트폰에 깔아놓은 '캐시워크'와 손목에 차고 있는 '갤럭시 핏'은 수시로 든든한 친구가 되어주고 있다.

걸을 때 스트레스가 사라진다

2021년 4월 3일자 〈매일경제신문〉에 "걷다 보면 힐링, 한 달 걸리는 425km 올레길 완주자 71%늘어"라는 제목으로 제주도 해안길, 산길 코스마다 볼거리가 가득하다는 내용의 기사를 보았다.

"'제주도 올레길을 걸으면서 좋았던 점은 무엇이냐'는 질문에는 '제주의 아름다운 풍광을 볼 수 있었다. 몰랐던 제주를 잘 알게 됐다.'는 점이 주로 뽑혔다. 또 열 명 중 여섯 명은 '힐링과 사색의 시간, 도전을 통한 성취감을 맛보는 시간'이었다고 답했다."

제주도 올레길은 우리나라 최고의 걷기 코스로 생각한다. 비행기를 타고 떠나는 기분도 짜릿하지만, 제주도에서 보고 듣고 느끼는 화려한 경치와 풍경은 색다르다. 머릿속 꽉 찬 스트레스를 올레길을 걸으면서 없애버렸다. 천천히 걷다 보면 곳곳의 경관들을 자세히 볼 수 있어서 좋다. 빼어난 경관과 유적지가 궁금하다면 잠깐 멈춰 서서 관광안내판을 읽어본다. 관광안내판이 없거나 표지판이 없는 길에서는 '카카오맵'을 열어 행정지명과 위치를 파악한 후 걷는다.

직장인들에게 단연코 으뜸인 스트레스를 날려버리기에는 걷기가 안성맞춤이다. 스트레스가 쌓이거나 머리가 복잡하면 제주도 관광지를 찾아 걸었다. 그렇게 걷게 된 것이 올레길 완주까지 이어졌다. 제주도 한라산도 두 번 등반했다. 한 번은 영실 코스이며, 또 한 번은 성판악 코스이다. 영실 코스로 올라갈 때는 겨울이었다. 아무런 장비도 없이 올라가느라 무척 고생했다. 동행한 집사람은 넘어져 무릎에 상처를 입었으나 아픔을 참고 걸었다. 싸구려 아이젠은 빙판에 별다른 효과가 없었다.

성판악 코스는 너무나도 지겨웠다. 가도 가도 끝이 없는 성판악 코스는 시간과 체력의 싸움이었다. 정상 백록담 2.3km 전인 진달래밭대피소(휴게소)에서는 오후 1시 이후 정상으로 갈 수 없도록 통제한다. 시간 제약이 있기 때문에 사전에 알아본 후 등반하길 바란다. 한라산 정상을 가는 방법은 영실, 성판악, 관음사 코스가 있다.

한라산 백록담을 오르면서 많이 힘들었다. 몸도 힘들었지만 대장에 탈이 났었다. 그 전날 맥주를 마셨고, 산행을 하면서 목이 말라 찬물을 계속 마셨더니 설사병을 만난 것이다. 앞에서 이야기했던 캄보디아 고고학 박사와 같은 경우였다. 참을 수가 없었다. 그렇다고 옷에 쌀 수도 없었고, 진달래밭대피소를 지나왔기 때문에 정상까지는 화장실도 없었다. 노루들이 뛰어다니며 빤히 쳐다보는 모습이 놀리는 기분이었다. 산행하는 사람들이 뜸한 틈을 이용하여 길을 이탈해 살며시 숲속 깊숙한 곳으로 들어갔다. 바위 뒤에 숨어 앉아 1분가량에 걸쳐 급하게 볼일을 보고 나왔다. 기다리고 있던 집사람은 웃으며 '시원해요?'라며 말했다. 노상방뇨는 5만원의 범칙금이 발부된다. 공소시효가 지났으니 다행이다. 국립공원관리소 측에는 죄송하다. 동물과 곤충들은 구수한 향기에 끌려 맛있게 먹었겠지만, 부끄러운 행동이었다. '여보, 그때 망을 봐줘서 고마워요.'

기회가 된다면 관음사 코스도 한번 가보고 싶다. 스트레스 해소를 위해 걷는 사람은 한라산 등반이 무리일 수도 있다. 그냥 홀가분하게 자유롭게 걷는 것을 좋아한다. 등산은 이런저런 많은 장비를 준비하는 것이 싫다. 그냥 가볍게 걸으며 스트레스를 해소하는 것이 목적이다. 몸과 마음의 스트레스 해소를 위해 걸었던 올레길의 경치와 풍경은 너무 좋았다. 그래서 올레길의 정겨운 풍광을 또다시 느끼고 싶다. 나중에 기회가 되어 '제주도 한 달 살기'를 하며, 더 치밀한 계획을 세워 멋지게 걷고 싶다. 그날이 오길 간절히 바란다.

저가 항공사에서 제주도 항공권을 저렴하게 행사하는 것을 자주 보았다. 어떤 날은 1~2만 원짜리 항공권도 있었다. 제주도 항공권은 화요일이 제일 싸다는 말이 있다. 역발상 생각을 한다면, 남이 안 갈 때 가자. 조용할 때 가면 올레길의 경치와 풍경을 즐기기에 더 좋다. 사실 많은 사람들이 제주도를 찾지만, 올레길을 걷는 사람은 많지 않으며 한산하다. 관광지와 접한 올레길 코스는 인기가 있지만, 대부분의 코스는 나 혼자 아니면 일행과 함께 걷는다고 보면 된다. 걷는 사람을 만나면 반가워서 서로 인사를 나눈다.

경찰의 수명은 상대적으로 다른 직장인에 비해 짧다고 한다. 과거 조사에 의하면 평균 62세라고 들었다. 경찰관의 짧은 수명이 공무원 연금공단을 먹여 살린다는 우스갯소리도 있었다. 그만큼 스트레스를 많이 받는다는 증거다. 나 역시 현장을 뛰어다니는 봉급쟁이일 뿐이다. 승진, 상하관계, 각종 업무는 급한 성격과 맞물려 스트레스를 한층 가중시킨다. 디지털 시대를 지나 인공지능, 사물인터넷, 로봇기술, 드론, 자율주행차 등 4차 산업혁명 시대에 접어들었다. 시대에 흐름에 맞춰 부서와 인원 등 효율적 구조 조정만이 국민을 위하고 조직을 위하는 길이라고 생각한다.

2003년도 방순순찰대라는 부서에서 부관으로 근무한 적이 있었다. 집회 시위를 진압하거나, 기타 방범 활동을 하는 의무경찰 부대이다. 2월

18일 오전 당직근무 때였다. 대구중앙로역에 화재가 났다는 신고를 받고 중앙로역 화재 현장으로 달려갔다. 소대원들과 함께 급하게 달려간 기억이 지금도 새록새록 난다. 방독면을 들고 출동하였지만, 화재 현장인 중앙로역 입구에서 내려갈 수 없었다. 연기가 너무 자욱하고 독했다. 무모한 행동은 대원들의 생명을 잃게 할 수도 있었다. 그 당시 유명을 달리하신 중앙로 지하철 희생자분들의 명복을 빈다.

방순대(방범순찰대)는 전국적인 동원과 출동이 많다. 그래서 경찰청장의 표창도 자주 내려온다. 한번은 경찰청장의 표창이 내려왔다. 소대장 및 부관들 중에서 대상자를 정해 표창장 상신을 해야 한다. 그런데 부대를 관리하는 대장과 행정반에서는 기간요원(직원)들을 상대로 투표를 해서 결정한다고 했다. 어이가 없었다. '아무리 민주주의 국가지만 표창장을 투표로 정하는 것은 아닌데.'라는 생각이 들었지만, 나에게는 권한이 없었다. 그 투표에 참석도 못 했다. 대통령, 국회의원 선거는 본인도 직접 투표하지 않는가. 결과는 뻔했다. 우스운 추억으로만 생각하지만, 그 당시에는 직장 스트레스가 되기도 했다.

S.S.경찰서에 근무할 때였다. 팀장 직위 공모를 했는데, 소장이 아래 직원들을 시켜 평가점수를 주지 말라고 지시했다는 것이다. 그래서 팀장에 낙방되었다. 나중에 알게 되었는데, 온갖 부적절한 행동을 하는 소장이었다. 일할 때는 사명감을 가지고 헌신적으로 했다. 단, 윗사람에 대한

아부 근성이 없었다. 할 말을 하는 사람이다. 단점이라면 단점이다. 손바닥을 비빌 줄 모른다는 것이다. 후회는 하지 않는다. 갑질에 의한 스트레스가 있었다.

직장 내 스트레스는 나를 괴롭혔지만, 전국을 걸으면서 하루하루 건강하고 재밌게 살고 있다. '스트레스 돌려차기'를 조심할 사람들이 좀 있다. 만나면 잘 피해보시길 바란다. 웃고자 한 말이니 걱정 말길 바란다. 과거 일은 삶의 경험으로 생각하고 미래를 위해 웃으며 넘기는 것이 정신 건강에 좋다. 밥만 먹고살게 해준 직장 추억으로 오래오래 간직하고 싶다.

친구들 중에 어릴 적에 소아마비를 앓았떤 M. S.라는 친구가 있다. 혼자서 100m 이상 걷기는 힘들어한다. 평소에도 목적지에 차를 주차하고 조금만 걷는다. 친구를 보면 여행 걷기에 대해 말을 잘 안 한다. 상대적인 외로움과 박탈감을 느끼면 어쩌나 하는 생각 때문이다. 친구는 술을 좋아하며 함께 마시면 즐겁다. 맥주를 마시며 세상 살아가는 잡다한 이야기를 나눈다. 친구는 손해보험협회와 현대해상(주)에서 인정하는 우수한 영업 대리점 대표를 맡고 있다. 많은 보험계약자를 상담하므로 스트레스를 많이 받을 수밖에 없다. 보험계약도 하지만, 사고 발생 시 밤낮을 안 가리고 전화가 온다. 보상에 대한 코치를 받기 위해서다. 몸이 불편한 친구는 술로써 업무 스트레스를 많이 푼다. 걷기 같은 취미 활동이 힘들기 때문이다. 친구가 다른 상황이었다면, 더 큰 인물이 되었을 사람이라고 생각한다. 나는 남들처럼 부자도 아니고 똑똑하지도 않다. 하지만 걷고 싶은 곳을 걸으며 삶의 행복을 느낀다. 하늘에 감사할 따름이다.

'돈을 잃으면 조금 잃은 것이요, 명예를 잃으면 많이 잃은 것이며, 건강을 잃으면 전부를 잃는 것이다.'라는 말이 있지 않은가? 만병의 근원이라고 알려진 스트레스를 해소하기에는 걷기가 최고라고 생각한다. 걷고 뛰는 운동은 쉽게 할 수 있다. 신체적 활동인 걷기를 해주면 정신적 스트레스가 완화된다고 한다. 매일 규칙적으로 운동하는 것도 좋지만, 일주일에 세 번 정도라도 걷고 뛰는 운동을 했으면 좋겠다. 도파민·세로토닌·엔도르핀 증가로 기분을 더욱 좋게 할 것이다. 만약 여러분이 취미로 골프를 한다고 해보자. 여러분이 친 골프공이 항상 뜻하는 대로 날아가던가. 그렇지 않다. 뭔가 조금씩 부족하다는 느낌이 들것이다. 드라이버, 우드, 아이언, 퍼터 등 골프채마다 힘과 자세를 다르게 해야 된다. 성격이 급한 사람은 스트레스가 더 올 수밖에 없다.

운동 걷기는 얼마나 좋은가? 자유로운 운동이다. 시간과 장소를 마음대로 정해서 걸으면 된다. 걷기의 속도와 길이는 그날의 컨디션에 따라 정하면 된다. 그냥 주변을 구경하면서 편안한 기분으로 자유롭고 힘차게 걸어라. 걸을 때 몸과 마음에 쌓여 있던 스트레스가 훌훌 날아가버린다.

04

유럽은 못 가도 대한민국은 다 걸어보자

지인 중에 부부가 운영하는 ○○공인중개사가 있다. 둘은 같은 초등학교 동기 동창이다. 과거 편의점, 식당 등 많은 사업을 한 걸로 알고 있다. 사업이 녹록지 않자 그만두고 부인이 공인중개사 학원을 다니며 열심히 공부하여 취득하였다. 현재 부인은 소장이고, 남편은 실장으로 부동산 중개업에 종사하고 있다. 서로 배려하며 화기애애하게 살아가는 모습이 본받을 만하다. 아파트 단지 상가에 위치하고 있어, 아파트 거래를 하면서 친하게 되었다. 얼굴에는 항상 밝은 미소를 띠고 있는 사교성이 좋은 분이다.

2017년 여름, 집 가는 길에 부동산 사무실에 잠깐 들렀다. 대낮인데도 문이 잠겨 있었다. 사장님이 뽑아주는 커피 한잔 먹고 싶었는데, 어디 외출중인가 생각했다. 휴대폰으로 통화하려 했지만 전화도 안 받았다. 나중에 알고 보니 단체 모임에서 부부 동반 서유럽 여행을 떠난 것이다. 영국, 프랑스, 스위스, 이탈리아, 독일을 6박 7일 동안 갔다고 했다. 마음속으로 '6박 7일 동안 그 큰 나라들을 여행을 다닐 수 있나. 그것도 유럽 5개국을….' 생각했다.

나중에 유럽여행을 마치고 돌아온 부부와 차를 한잔하게 되었다. 여행 재밌었냐고 슬쩍 물었더니 '가이드 깃발만 따라 다녔어요.'라고 말하는 것이다. 유럽의 유명 관광지에 도착하여 인증샷과 눈도장을 찍고 바로 이동하였다고 한다. 멋진 장소에서 여유롭게 맥주도 한잔하고 커피도 한잔하고 싶었는데, 여행사 측의 여행 일정 소화에 바빴다는 것이다. 여행을 하면서 둘만의 오붓한 낭만을 즐길 시간이 부족했던 것이었다. 5개국 유럽여행을 시간에 쫓기다시피 바쁘게 여행한 것이었다. 오붓한 낭만의 시간을 갖기에는 부족했다지만, 유럽여행 추억은 평생 간직할 것으로 생각한다.

아직 유럽여행을 한 번도 못 가봤다. 유럽은 가고 싶은 마음이 안 생긴다. 영어를 못해서, 고소공포증 때문에 꺼릴 수도 있다. 더 큰 이유는, 유럽여행이 돈 한두 푼 드는 것도 아니고 경비가 꽤 많이 든다는 사실 때문이다. 그리고 월급쟁이가 긴 시간을 내서 여행 가기는 어려운 현실이다. 직장 눈치, 가족들의 눈치가 보인다. 서문시장에서 고생하시는 엄마, 연로하신 장인, 장모님 등 어른들의 눈치가 보인다.

고작 부부 여행으로 가본 곳은 일본, 중국, 베트남, 태국, 캄보디아, 라오스, 대만. 유럽 5개국은 아니지만 아시아 7개국이다. 엄마를 모시고 태국으로 여행 간 것이 제일 기억에 남는다. 태국에는 코끼리쇼, 악어쇼 등 동물쇼 관람이 많았다. 평생 고생만 하시고 홀로 사시는 엄마가 함박웃음을 지으며 흥겨워하시던 모습이 머릿속에 선하다. 글을 쓰고 있는 지금 시장에서 고생하는 엄마의 모습과 태국 여행 때 좋아하시는 모습이 머릿속에 교차되면서 눈시울이 붉어지며 눈물이 흘러내릴 것만 같다. 글쓰기의 힘이 슬픔과 기쁨을, 감정의 눈물로 만들 수 있다는 것을 이제야 알았다. 모친은 '이제 해외여행은 안 간다.'라고 말한다. 일본, 태국, 베트남 3개국을 갔는데, 이제 죽어도 여한이 없다고 한다. 서문시장에서 장사를 하며 사람을 만나는 것이 더 좋다고 했다. 장사가 평생 습관화되신 것 같다. 모친이 걸을 수 있을 때, 경치와 풍경을 느낄 수 있을 때, 맛있는 것을 드실 때까지 함께 다니고 싶다.

일상생활 걷기가 여행 걷기로 자연스럽게 바뀐 것은 이 무렵부터였다. 남들이 유럽 갔다고 자랑하면 장거리 여행 걷기를 다녔다. 페이스북, 인

스타그램, 카카오 등에 사진을 몇 장 올리면 지인들의 댓글이 달린다. '멋지게 산다, 거기는 어디냐, 일 안 하고 놀러만 가냐.' 등 이런 댓글이 달리면 사진을 올리고 싶지 않을 때도 있다. 현실과 다르게 돈 많고 한가로운 사람으로 비치는 것이 싫어서다. 그러나 나의 걷기 목표는 건강할 때, 더 늙기 전에 '대한민국 다 걷기'를 실천하는 것이다.

제주 올레길 스물여섯 개 코스는 시간 날 때마다 들러 2년에 걸쳐 완주하였고, 부산 갈맷길은 2020년 1월 26일 시작하여, 2021년 3월 15일에 끝마쳤다. 걷기 마니아는 '그것쯤은 누워서 떡 먹기인데.'라고 할 수도 있다. 하루 종일 걷기에만 매진한다면, 더욱 많이 걷고 싶다. 체력의 한계에 부딪치지 않는다면 말이다. 그날이 곧 올 수도 있다. '인생은 마음먹기 아니겠는가?'

이제 나의 '대한민국 다 걷기' 코스는 해파랑길이다. 해파랑길은 부산 오륙도 해맞이공원에서 출발하여, 강원도 고성군 통일전망대까지다. 동해안의 해변 길, 숲 길, 마을 길을 걸어야 한다. 동해안을 따라 휴전선까지 걸어가는 50개 코스로서, 약 750km를 걸어야 되는 길이다. 장거리 여행 걷기라고 할 수 있다.

2019년도에 해파랑길 영덕, 울진 구간을 걸었다. 군데군데 군사 시설물들을 철거하고 걷기 코스로 만들어놓은 곳도 많았다. 과거 북한의 남침에 대비하여, 초소에서 바다를 지키는 늠름한 해병들의 모습이 눈에 아롱거린다. 그들은 우리나라를 지켜 부강하게 만든 애국자들이다. 국가와 민족을 위해 몸 바쳐 희생한 국가유공자들에게 더 많은 혜택이 돌아갔으면 좋겠다.

해파랑길 750km를 완주하려면 몇 년이 걸릴 수도 있다. 구간도 길지만 시작 지점으로 회귀하는 대중교통이 불편하다. 대부분 읍면 단위의 작은 마을이기 때문이다. 버스는 몇 시간 만에 한 대씩 다니는 곳도 있고, 버스 편이 없는 곳은 콜택시를 불러야 할 때도 있다. 대중교통 시간과 걷기 시간을 잘 안배해야 효율적이다.

승용차를 타는 것보다 대중교통으로 이동하는 것을 좋아한다. 버스를 타고 목적지로 이동하면서 보는 바깥 경치 때문이다. 산과 들의 경치를 볼 수 있고, 마을의 특색도 느낄 수 있고, 이런저런 사람들을 만나면 반갑다. 그러면서 깊은 사색에 잠겨보기도 한다. 자동차가 없으면 술도 한잔 하며, 기분 좋게 뒤풀이도 할 수 있다.

승용차를 가져간다면 출발 지점 공영 주차장이나 한적한 곳에 차를 주차한 후, 인증샷을 찍고 목적지까지 걸으면 된다. 해가 질 무렵 목적지에 도착하면, 원점 회귀를 해야 된다. 버스 편이 없거나 오랜 시간을 기다려야 된다면, 콜택시를 불러 이동하면 된다. 많은 시간을 기다리면 기회비용 낭비다. 여행 걷기를 추구하기 위해 돈 좀 쓰길 바란다. 택시비 때문에 스트레스 받지 않았으면 좋겠다. 당일 장거리 여행 걷기도 해볼 만하다. 전국이 일일생활권이라 어디를 다녀도 불편함이 없다. 도로교통 환경은 나무랄 데가 없다. 곳곳에 도로 공사가 한창이다. 도로, 항만, 철도 등 사회간접자본 확충은 국가 경제 발전의 초석이 될 것이며, 국민들의 삶의 질을 높여갈 것으로 믿는다.

글을 쓰고 있는 지금은 장거리 여행 걷기를 자제하고 있다. 일상생활 걷기와 운동 걷기에 집중하고, 가끔 헬스장에 들러 러닝머신과 웨이트 트레이닝 운동을 하고 있다. 평범한 직장인은 할 일이 많다. 시간을 잘 할애해서 더 바쁜 일부터 해야 되지 않는가.

유럽여행은 1인당 300만 원 이상의 경비가 소요된다. 큰돈이 들지만, 하늘나라에서 후회한들 무슨 소용이 있겠는가? 아무 필요 없다. 〈신과 함께〉 영화처럼 이승으로 되돌아올 수 있는 기회가 있는 것도 아니다. 울타리를 벗어나는 날 대한민국 다 걷기를 적극 실행하고 싶다. 그 후 기회가 된다면, 유럽여행을 가고 싶다. 유럽여행 인증샷 찍어 페이스북, 인스타그램, 카카오에 올리며 자랑하고 싶다. 장시간 비행기를 타는 것도 걱정이다. 제주도 비행기가 기류 변화로 인해, 기체가 흔들릴 때가 있다. 깜짝 놀라 마음이 불안해진다. 고소공포증 때문이다. 그런데 유럽을 갈 수 있을지 궁금해진다.

걸으면서 몸과 마음의 스트레스를 해소하고 건강을 유지한다면 못 가는 곳이 어디 있겠는가. 이제는 시간 날 때마다 해파랑길을 걸으려고 한다. '대한민국 다 걷기'는 진행형이다. 대도시와 중소도시는 지방자치단체별로 관광지와 걷기 코스가 잘 조성되어 있다. 둘레길이 없는 곳이 없을 정도다. 이름과 명칭도 지역 특성에 맞게 제각각이다. 관광지를 다니며 훌쩍 눈으로만 보는 여행이 아닌, 천천히 오래 걸으면서 자연 속 상쾌한 공기를 마음껏 마시며 감성에 젖어보길 바란다.

새벽에 힘차게 걸어보기

새벽에 걸어본 적이 있는가? 요즘 사람들은 바쁜 직장생활과 개인 사생활로 인해 밤늦은 시간에 잠을 잔다. 출근 시간에 맞춰 일어나지만 그렇지 않는 날은 오전 내내 잠을 청한다. 과거에는 일찍 자고 일찍 일어나는 것이 하루 일과였다. TV 방송 프로그램도 밤 12시가 넘으면 애국가 1절부터 4절까지 나왔다. 요즘은 어떤가. 정규 방송도 늦게까지 하고, 케이블 방송은 24시간 내내 방송하고 있다. 그리고 컴퓨터와 스마트폰으로 밤을 지새우는 사람들도 많다. 밤과 낮이 바뀌었다고 해도 과언이 아니다.

바쁘게 사는 일상생활 속에서 새벽에 일어나 걷는다는 것은 솔직히 힘들다. 과거 새벽과 현재의 새벽 개념도 많이 바뀐 것 같다. 오전 6시는 새벽인가, 아침인가. 궁금하다.

나는 특별한 경우가 아니고서는 아침 6시 전후에 일어난다. 아침형 인간이라고 볼 수 있다. 술을 과하게 마신 날에도, 숙취 해소를 위해 일찍 일어나서 걷는다. 아침에 체육복으로 갈아입고 가벼운 운동화를 신고 대문을 나선다. 나갈 때 쓰레기를 들고 나간다. 지금까지 쓰레기만큼은 내 담당이었다. 오며가며 갖다 버리는 것이 습관화되었다. 아침 걷기와 산책하며 마시는 아침 햇살과 공기는 기분을 상쾌하게 한다. 떠오르는 태양을 보며 주먹을 불끈 쥔다. 이른 아침에 솟아오르는 태양의 기를 받으며 소망을 되새긴다.

아침 7시 30분경 와룡산 산책을 마치고 집으로 들어가는 길이었다. 전화번호를 안내받기 위해 114로 전화를 걸었다. 밥솥이 고장나 급하게 수리를 맡기기 위해 서비스센터 위치를 알기 위해서였다. 그때는 스마트폰이 없는 시절이다. 그런데 114 안내원 아가씨가 너무 불친절하고 무뚝뚝했다. 인사말도 없었다. '내가 너무 일찍 전화를 해서 잠을 깨웠나.'라는 생각이 들게 했다. 그렇지만 114 안내는 유료서비스다. 그 당시에는 공기업인 KT 직영 114 안내원이었다. 그래서 나는 "아가씨, 왜 그렇게 불친절하세요. 아침인데요."라고 말을 했더니, 아무 말 없이 안내번호만 툭 연결하고 전화를 끊어버리는 것이었다.

산책으로 만든 상쾌한 기분을 상하게 했다. '밤새 근무하면 그럴 수도 있겠지.'라는 생각을 하면서도 아침 기분은 별로 좋지 않았다. 그런데 30분 후, 휴대폰에 문자가 들어왔다. '야, 시발 놈아, 개똥 밟고 뒤져라. 에이, 시발개자식.'이라는 문자였다. 발신문자에는 44444였다. 아침부터 무척 황당하고 서럽고 어이가 없었다. 남에게 원한을 사거나 욕먹을 짓을 하지 않는 성격이다. 그런데 이런 문자가 온 것에 대해선 누구의 소행인지 짐작이 갔다.

SK텔레콤 중앙지점 고객센터로 가서 발신자 번호와 메시지 내용을 요청하였다. SK 측에서 'SMS Center 보고서'를 출력하여 주었다. 알고 보니 KT 114안내원이 한 짓이었다. 그 당시에 KT 측 과장을 만나 사과를 받고 조용히 끝냈지만, 쇼킹한 일이라서 지금까지 파일에 보관하고 있었다.

디지털 시대, 4차 산업혁명의 시대에서는 있을 수도 없는 행동이다. 출입국 관리소 직원들은 불법체류자를 식별하기 위해, 외국인 얼굴에 휴대용 기기를 갖다 대기만 해도 인적사항과 불법체류 여부를 판별할 수 있다. 사회 곳곳에 설치된 방범용 CCTV와 차량용 블랙박스가 일거수일투족을 감시하고 있다. 새벽 걷기와 저녁 걷기를 안전한 환경으로 만들어 준 것이다.

어릴 때부터 새벽 운동을 좋아했다. 새벽에 일어나 아버지께서 밤새 일하시는 방범초소까지 뛰어갔다. 그 당시에는 방범대원도 나라에서 월급을 주는 유급이었다. 낮에는 동산유지(비누공장)에서 일하시고, 밤에는 방범 일을 하셨다. 투잡을 하신 것이다. 삼 형제를 키우기 위한 아버지의 헌신적인 삶을 잊지 않으려고 한다. 살아계셨다면 효도관광을 하며 술 한잔 근사하게 대접하고 싶다. 여러분도 내일로 미루지 말고 지금 바로 밥 한 그릇 함께하길 바란다. 돌아가신 후 기일 제사를 수백 번 지내면 뭐하겠는가. 살아계실 때 잘하는 것이 도리라고 생각한다.

I. G. 태권도 관장님은 63세의 나이인데도 불구하고 태권도 체육관에서 아이들을 가르치며 차량 운행까지 하신다. 그분의 열정은 대단하시다. 나이 차이는 나지만 평소 본받아 배울 점이 많다. 같은 태권도 8단이라 함께 품새 태권도 연습을 할 때가 가끔 있다. 서로 자세를 다듬어주기도 하는데, 나이는 어쩔 수 없다는 것을 느낀다. 옛날 같지 않은 몸동작을 피부로 실감한다. 태권도 고단자 품새에는 고려, 금강, 태백, 평원, 십진, 지태, 천권, 한수, 일여까지 있다. 품새를 기억하고 있는 것만 해도 대단하다고 생각한다.

관장님은 6시만 되면 일어난다고 한다. 집 안에서 키우고 있는 푸들강아지가 침대 위로 올라와 발로 긁으며 잠을 깨운다고 한다. 따로 알람을 맞출 필요가 없다고 했다. 그 말을 듣고 '동물들은 영적인 시간개념이 있구나.'라는 생각을 했다. 그러면 관장님은 일어나 옷을 입고 푸들강아지와 함께 집주변 상리공원에 산책을 나선다고 한다. 강아지는 꼬리를 좌우로 흔들어대며 좋아하고, 관장님도 아침 햇살을 받으며 걸으면 기분이 상쾌해진다고 한다.

사람마다 자기가 처한 환경은 천차만별이다. 각자 개성과 성격도 다르고, 신체의 운동 능력도 각각 다르다. 새벽에 걷기를 좋아하는 사람이 있는 반면, 저녁에 걷기를 좋아하는 사람도 있다. 걷기도 자기 스타일에 따라 다르다. 걷기의 목적은 무엇인가? 건강을 지키기 위한 것이다. 자기 신체와 체력, 생활 스타일에 맞춰 운동하자. 각자 헤어스타일이 다르고, 옷 입은 스타일이 다르듯이 나름대로의 스타일이 있지 않은가. 자기 스타일을 무시하지 말고 자유롭고 편안하게 걸어보자.

집안에서 장손이었지만, 아들딸을 구분하는 것을 싫어했다. 젊었을 때 놀기를 좋아했고, 성격도 낙천적이었다. 직업의 특수성과 환경이 성격의 변화까지 가져온 것이다. 전세금으로 종잣돈을 마련하여 도전과 경험을 했었다. 중고 헬스기구를 구입하여 효성헬스클럽이라는 체육시설업을 한 것이다. 같은 건물 1층에 한의원이 있었으며, 원장과 평소 친분이 있었다. 한번은 한의원에 들러 이런저런 이야기를 하면서 아들 낳는 방법에 대한 대화를 나눴다. 화기애애하게 이야기 도중 '아들 낳는 방법'이라는 제목으로 A4용지 한 장을 프린트해주는 것이었다. '동의보감에 나오는 내용인데 참고하라.'라는 말까지 덧붙였다. 그러면서 "확률은 50%입니다."라는 말을 했다. 웃었다. 그 말은 동전의 양면이라는 뜻이었다.

어느 한의사가 알려준 아들 낳는 방법을 소개한다.

1. 여자의 생리 시작일 일주일 후부터 일주일 동안 식사 조절한다.

   남자 : 산성식품(고기류), 여자 : 알칼리 식품(채소류)

2. 음식 조절하는 동안 금욕 생활을 한다.

3. 생리 시작일 후 14일째에 성교한다.

4. 성교는 새벽(4~6시)이 좋고, 안 되면 밤 12시 이후에 한다.

5. 성교 30분 전에 소다수(세정제)로 질 내를 세정한다.

6. 여자가 먼저 쾌감을 느낀 후 사정한다.

7. 심부사정을 한다.

   (예) 생리 시작일이 11일이면, 18일~25일 동안 금욕 및 식사 조절, 25
       일 밤에 성교한다.

이상 내용은 가감한 것이 전혀 없다. 그 당시 한의사가 나에게 준 내용 그대로이다. 어쩌면 그분이 알려준 방법 때문에, 막내아들을 낳은지도 모른다. 그 당시는 딸만 둘일 때 받은 내용이라 꼭 실천하고 싶었다. 4번째 항에 보면 새벽 4~6시가 좋다고 하지 않는가. 아침형 인간은 실천에 큰 어려움이 없었다.

운동 걷기가 건강에 좋다는 것은 누구나 알고 있다. 실천하지 않을 뿐이다. 처음부터 귀찮다는 생각은 버리길 바란다. 아침에 눈을 뜨고 쓰레기를 들고 밖으로 나가보라. 탁 트인 바깥 환경과 맑은 공기, 떠오르는 햇살에 상쾌한 기분을 느낀다. 걷기로 시작한 아침은 즐겁고 활기찬 기운을 넘치게 할 것이다. 새벽과 아침에 시작하는 걷기는 몸과 마음을 상쾌하게 한다. 심폐 기능 등 심장박동과 혈액 순환을 촉진시켜 머리부터 발끝까지의 건강을 책임질 것이다. 아침형 인간이 되어 새벽에 힘차게 걸으며 하루를 시작해보자.

생각만 하지 말고 당장 걸어라

성격이 급하고 즉흥적인 사람은 사회생활에서 많은 실수와 후회를 한다. 급한 성격은 자질과 능력 수준이 높아도 협상에서는 뒤지는 경우가 많았다. 대화에서도 차분하고 느긋한 사람이 협상에서 유리하거나 소기의 목적을 달성하는 것을 많이 보아왔다. 성격이 급하고 즉흥적인 사람은 대화와 협상에서 지거나 질질 끌려다니는 것이 보통이다.

주식과 가상화폐(코인) 거래도 마찬가지다. '사면 떨어지고 팔면 오른다.'라고 말한다. 성격이 급하거나 즉흥적인 사람이 하는 말이다. 그래서 주식과 가상화폐에 자신이 없다. 성격을 바꾼 후 다시 시작하면 잘되려나 궁금해진다.

즉흥적인 성격에도 장점은 있다. 마음이 답답하고 스트레스가 쌓이면, 어디든 떠나고 싶다. 그러면 가방에 잡동사니를 챙겨 바로 떠난다. 기차를 타거나 버스를 이용할 경우가 많지만, 대중교통이 불편한 장소는 승용차를 운전해 떠난다. 목적은 장거리 여행 걷기이다.

장거리 여행 걷기를 하면 몸과 마음의 컨디션도 좋아진다. 부부가 함께 걸으면 지겹지 않고 서로 의지하면서 걷게 된다. 많은 대화를 나누다 보면, 내면의 사랑도 싹트게 된다. 육체적 사랑이 식었다면 내면의 사랑을 일깨워 다시 사랑해보자.

내면의 정이 넘치면 육체적 사랑도 가능하지 않을까? 일찍 결혼한 나는 29년 차 결혼생활을 하고 있다. 육체적 사랑은 어느 순간 서서히 식어 갔다. 그러나 함께 걷고 다니면서 새로운 내면의 사랑이 싹트는 마음을 느꼈다. 요즘은 먼저 걸으러 가자며, 슬그머니 여행 걷기를 유도한다. 경비는 한 푼도 안 내면서 말이다.

대구상업고등학교 3학년 시절, 갑자기 자동차운전면허증이 따고 싶었다. 즉흥적인 생각이 떠오른 것이다. 아무 생각도 없이 자동차 학원에 등록했었다. 학원비는 학교를 마치고 군밤, 군고구마, 꽃 장사를 하며 번 돈으로 등록했다. 운전면허증을 취득할 때까지 7만 원이었다. 그렇게 해서 1종보통 운전면허 시험에 응시했다. 이론 시험은 세 번 만에 합격했고, 실기시험은 두 번 만에 붙었다. 남들은 한 번에 합격하는데, 몇 번이나 운전면허 시험을 치른 것이다. 그것을 계기로 1종대형 운전면허까지 취득하게 되었다. 나의 좌우명은 '생각하면 바로 행동하자.'이다. 성격과도 일치하지만, 바로 행동할 것과 안 할 것을 구분하는 것이 중요하다. 여러분은 생각만 하지 말고, 지금 바로 본격적인 걷기를 실천하기 바란다.

대구상고는 은행권 및 회사 경리 파트에 취직이 목적이었다. 대부분의 과목이 상업과 관련된 것이었다. 그중에서 지폐를 세는 실기수업도 있었다. 묶어놓은 돈다발을 하나씩 건네주면 수업시간 내내 돈을 세었다. 담당 선생님은 돈을 잡는 방법, 손가락으로 세는 방법을 지도해주셨다. 나는 오른손잡이다. 그러면 왼손으로 지폐 뭉치를 잡고 오른손으로 세어야 되는데 반대로 연습했다. 수업시간에 농땡이를 깐 것이다. 지금 고치려고 해도 평생 습관이 되었고 바꿀 수가 없었다. 세 살 버릇이 여든 간다는 말이 맞았다. 여러분이 시작한 꾸준한 걷기가 좋은 습관이 되길 바란다. 걷지 않으면 좀이 쑤실 때가 있을 것이다.

경남 통영에 있는 만지도와 연대도를 아는가? 이름이 고상하지 않은가. 우리 부부는 2020년 2월 6일에 1박 2일 일정으로 섬 트레킹을 갔었다. 통영항 여객선 터미널을 출발해 만지도 선착장까지 배를 타고 갔다. 만지도에 도착하여 배에서 내리니 2월의 늦겨울 바닷바람이 매서웠다.

추위는 조금만 걸으면 몸속의 훈훈함을 느끼게 한다.

만지도와 연대도의 안내도를 살펴보니, 총 길이가 4~5km가량 되었다. 먼저 만지도를 일주하기로 하고 만지봉 방향으로 걸었다. 만지도 앞바다를 보면서 걷는 기분은 멋졌다. 도시에서의 답답한 가슴이 펑 뚫리는 기분이었다. 조금 걸어가니 만지봉에 도착했다. 나지막한 해발 99.8m였다. 남자의 성기같이 생긴 만지봉이 우뚝 솟아 있었다. 우습지 않은가. 섬 이름은 '만지도와 연대도'이고 봉 이름은 만지봉인 봉우리라니 말이다. 만지도의 바다 절벽 쪽에는 빨간 동백꽃이 피어 있었다. 피어난 동백꽃 위로 출렁이는 파도를 보니 너무 아름다웠다.

만지도를 한 바퀴 걸은 후, 섬과 섬을 연결한 구름다리를 건너 연대도를 갔다. 구름다리 위에서 춤추듯 포즈를 취하며 기분 좋게 사진을 찍었다. 연대도를 걸으며 섬 이름을 머릿속에 남기려고 애썼다. 돌아서면 잊어버리는 것이 사람이다. 망각의 동물 아닌가. 아무도 없는 조용한 섬에서 소리 내어 되뇌었다. '만지도, 연대도'라고 계속 말했더니, 집사람이 갑자기 엉덩이를 만지고는 "만져 달라면서…."라고 말하는 것이다. 한바탕 웃었다. 지금 생각해도 섬 이름이 재밌게 느껴진다. 아늑한 작은 섬. 만지도, 연대도는 다시 가고픈 곳이다.

섬 일주를 마치고 연대도에 있는 이모전복해물라면집에서 냄비 해물라면을 한 그릇씩 먹었다. 주인 아저씨가 참 친절했으며, 작은 섬인데도 신용카드로 결제되었다. 대한민국은 국토 면적이 좁다. 전국 방방곡곡

농어촌 어디를 다녀도 생활이 편리하다는 것을 느낀다. 마을 곳곳에는 걸을 수 있는 길이 조성되어 있고, 대중교통이 편리하다. 스마트폰 하나만 들고 다니면 만사형통이다. 안 되는 것이 없지 않은가. 관광지를 천천히 걸으면서 보고 듣고 느끼는 세상은 색다르다. 거짓이 없고 정겹고 순박함을 느낀다.

"일어나 일어나 다시 한 번 해보는 거야
 일어나 일어나 봄의 새싹들처럼
 끝이 없는 날들 속에 나와 너는 지쳐가고
 또 다른 행동으로 또 다른 말들로
 스스로를 안심시키지
 인정함이 많을수록 새로움은 점점 더 멀어지고
 그저 왔다갔다 시계추와 같이
 매일매일 흔들리겠지
 일어나 일어나 다시 한번 해보는 거야
 일어나 일어나 봄의 새싹들처럼"

김광석의 〈일어나〉 노래가사 일부분이다.

노래를 들을 때마다 힘과 용기를 주는 것 같다. 톱니바퀴 같은 일상생활은 몸과 마음을 무겁게 한다. 머리에 복잡한 생각과 스트레스 쌓일 때가 있다. 이때 김광석의 〈일어나〉 노래를 들으면, 다가올 미래에 대한 희망과 열정이 솟아오른다. 걸으면서 듣는 노래와 가사의 되새김은 가슴을 뛰게 하며, 뭐든지 할 수 있겠다는 용기를 불러일으킨다. 대구 중구 대봉동에는 '김광석 다시그리기길'이 조성되어 있다. 대구에 오면 김광석 거리에서 노래를 감상하며 볼거리와 즐길 거리를 찾아보길 바란다.

마라톤 영웅 이봉주의 투병 소식이 전해지면서 모든 국민들이 안타깝게 생각한다. 그는 국가대표를 지낸 마라토너이다. 제105회 보스턴마라톤 대회를 제패한 국민영웅이다. 그의 인기는 대단했다. 요즘은 TV 예능방송에도 자주 출연하여 인기가 많았다. 그러던 그가 갑자기 근육긴장이상증으로 1년째 투병중이라고 한다. 세계적인 마라토너가 불치의 병이라니 의아해하는 사람이 많다. 평생 동안 고된 훈련과 연습은 그에게는 노동이 되었을까? 그렇지만 누구도 얻지 못하는 큰 명예를 얻었으니 그만큼 큰 결과가 어디 있겠는가. 국민영웅 이봉주 선수의 빠른 쾌유를 빈다.

생각만 하지 말고 당장 걷기를 바란다. 바쁘다고 미루지 말자. 걸으면서도 할 수 있다. 동영상도 볼 수 있고, 카톡 메신저도 주고받을 수 있다. 웬만하면 보고 듣고 느끼고 생각하며 걸어라. 운동량을 높이겠다는 생각이 들면 더욱 빠른 걸음과 큰 보폭으로 걸으면 된다. 팔은 앞뒤로 힘껏 휘저으며 걷자. 누가 본다고 부끄럽게 생각하지 말고 힘차게 걸어라. 자

기 생활도 바쁜데 누가 남의 일까지 신경 쓰겠는가. 남을 의식하지 말자. '내 인생은 나의 것이다.'

체력이 받쳐준다면 빠른 걸음으로 걷다가, 살짝 뛰어보기도 하자. 걷기와 뛰기를 하면 온몸 근육이 활동하고, 오장육부가 덩달아 활동하게 된다. 처음부터 어렵게 생각하지 말고 일상생활 걷기부터 시작하자. 그리고 운동 걷기, 장거리 여행 걷기로 이어질 수 있다. 걷기가 습관화되면, 내 몸이 알아서 밖으로 나간다. 뇌에서는 '걷자. 뛰자.'라고 시킨다. 운동이 건강에 좋다는 것을 잘 알고 있지만, 걷고 뛰는 운동을 소홀히 하고 있다. 더 늦기 전에 꾸준히 운동하자. 하루 일과 중 운동 걷기를 첫 번째로 실행하면 어떨까?

07

지겨운 환경과 울타리에서 벗어나라

투어링 걷기는 제주 올레길이나 부산 갈맷길처럼 장거리 여행 걷기를 말한다. 바다나 자연의 숲 같은 아름다운 경치, 관광 명소, 도심 속의 빌딩을 보며 걷는다. 생활 속 일상 걷기와는 다르다. 자연과 도시의 풍경을 느끼며 하루 종일 걷는다. 장거리 여행 걷기와 등산은 일맥상통한다고 할 수 있다. 장거리 여행 걷기 코스에는 대부분 산행이 포함되어 있다. 제주도 올레길 역시 구간마다 많은 오름을 넘어간다. 힘든 구간도 있지만 평지를 걷다 간혹 만나는 오름은 부담스럽다. 힘들고 지칠 때에는 오름 정상에 앉아 여유로운 휴식시간을 가질 때도 있다.

평지를 걸으면 깊은 명상에 잠기기 쉽지만, 산행 중에는 깊은 명상이 방해를 받는다. 명상의 깊이가 달라질 수 있다. 그래서 등산보다 평지 걷기 코스를 좋아한다. 안전한 길, 가벼운 가방, 간편한 옷과 신발은 몸을 가볍게 한다. 사색과 명상도 깊게 할 수 있다.

성격적으로 지겨운 환경과 울타리를 싫어한다. 앉아서 배우는 것보다 몸소 부딪쳐가며 익히는 성격이다. 그래서 남들보다 실수와 실패가 많았다. 사전에 많은 정보과 지식으로 덤벼들어야 되는데, 직접 부딪쳐 배우는 습성 때문이다. 현재까지 같은 직장에 몸담고 있는 나 자신이 신기할 다름이다. 새로운 도전을 위한 인생 1막 2장을 꿈꿔왔는데 실천하지 못했다. 걸으면서 좋은 영감이 떠오르면 더 늦기 전에 한번 도전해보고 싶다.

24세의 나이에 경찰 형사기동대로 입사를 했다. 어릴 때부터 해왔던 태권도가 인연이 된 것이다. 학창 시절 책 한 권도 읽기 싫어했는데, 운명은 정해진 것 같기도 했다. 나의 꿈은 돈 많이 벌어서 부자가 되어 장학재단을 설립하고 싶었다. 부모님이 가난하게 사시는 모습을 어릴 적부터 보아왔기 때문이다. 가난이 정말 싫었다. 경찰에 입직했을 때, 친척 어른과 선배들은 '너 그래 할 일이 없더냐. 경찰을 다 하네.'라고 말했다. 우려하는 눈빛으로 격려를 해주었지만, 측은하게 느꼈을 것이다. 그만큼 과거에는 경찰이 인기가 없었다.

현재 노량진은 공무원 수험생들로 미어터진다고 한다. 대학을 졸업하거나, 중퇴하고 공무원 시험에 몰입하는 것이다. 우리나라만의 특색이라고 할 수 있다. 만약 지금 경찰공무원 시험을 친다면 과락으로 낙방했을 것이다. 운이 좋았던 건지, 시대를 잘 타고난 것인지 잘 모르겠다. 경제적으로 힘들 때에는 경찰을 안 했다면 '부자가 되었을 건데.'라는 생각도 했다. 시대의 흐름으로 처우는 좋아졌지만, 울타리에 갇혀 자유를 가지지 못함은 인생의 큰 아쉬움으로 남지 않을까 생각한다.

대구중부경찰서 형사계에 근무할 때가 기억난다. 당시 짧은 형사 생활은 나에게 많은 경험을 하게 했다. 지금 생각하면 또 다른 생활환경과 삶을 살게 해주었던 시기였다. 그 당시는 IMF 경제위기 직후였다. 나라의 외환위기는 사회 전반에 경제위기까지 불러왔다. 대기업과 중소기업들이 줄도산하고, 많은 실업자가 양산되었다. 기업의 재무 건전성을 위해 많은 인원을 해고할 수밖에 없었다. 나라에서는 '금 모으기 행사'를 했다. 첫째 둘째 아이의 백일잔치와 돌잔치 때 선물 받은 금반지를 팔았다. 각 은행에서는 금 모으기 행사를 주관하고 있었으며, 20돈가량을 한 돈에 4만 원가량에 팔았다. 지금까지 가지고 있었더라면 많이 올랐을 텐데 아쉽다.

형사계 야간 당직근무를 했을 때였다. 동성로라는 시내 번화가에서 술에 취해 난동을 부리던 20대 초반의 남자가 출동한 파출소 직원들에게

연행되었다. 연행된 피의자는 파출소에서 경찰서 형사계로 인계를 한다. 인계받은 피의자는 키도 크고 인물이 훤했다. 술을 잘못 배운 것 같았다. 술 잘못 배우면 평생 고생이라는 말이 있지 않은가. 술에 취하면 폭력성이 있는 사람, 눈물을 흘리며 우는 사람, 길바닥에 누워 자는 사람, 여자를 찾아다니는 사람 등등 스타일이 각양각색이다.

과거와 현재의 법적 형사 절차는 판이하게 다르다는 것을 미리 알려주고 싶다. 오해 없기를 바란다. 과거의 사례를 이야기하는 것이다.

젊은 20대 초반의 피의자가 대기실에서 수갑을 찬 채로 소란을 피웠다. 고함을 지르고 발로 책상을 차는 것이다. 제지하면 말을 잘 들었다. 그런데 돌아서면 또 소란을 피우는 것이다. 반장은 나를 부르더니 양손에 수갑을 차고 있던 피의자에게 족쇄(발에 채우는 쇠사슬)까지 채우라는 것이다. 반장의 지시에 우물쭈물했다. 답답하면 자기가 직접 하지 왜 부당한 지시를 나한테 시키는지 도대체 이해가 안 됐다. 그 당시도 언론에 족쇄는 인권침해라며 시끄러웠다. 사회단체를 비롯해서 매스컴에서도 보도된 사실도 있다. 지금 같으면 온 나라가 시끄러웠을 것이고, 주무장관은 목이 달아났을 것이다.

반장의 지시는 부당하다 생각되어 족쇄를 채우지 않았다. 수갑만 채워도 충분했다고 생각했기 때문이다. 그런데 반장은 밤새도록 수사보고서를 직접 작성하고 있었다. 젊은 20대 주취자의 행태를 글로 써 신병을 구속시키기 위한 것이었다. 그 사람은 구속이 되었고, 2개월 후 집행유예로 석방되었다. 사실 경찰서 형사계 사무실 집기를 발로 차고 난동을 부렸으니 공무집행방해죄로 입건된 것이었다.

　당직을 마치고 아침에 퇴근을 하려는데 반장이 나를 부르는 것이다. "야 인마, 너는 반장이 족쇄를 채우라면 채우지 왜 안 채우냐. 내가 책임질 텐데."라며 심한 욕설을 퍼붓는 것이다. 가슴이 터져나갔다. '밤새 일한 사람한테 할 말이 고작 이따위 말인가.' 눈물이 핑 도는 기분이었다. 말없이 사무실을 나와 퇴근했지만, 심한 모멸감을 느끼고 도저히 집에 갈 수 없었다.

　아침 시간에 아무런 목적지도 없이 수성구 들안길로 걸어갔다. 멍때리기는 기분으로 무작정 걸으며, 이런저런 생각에 잠겼다. 바로 앞 24시간 감자탕 식당이 보였다. 그곳에 들어가 그냥 주저앉았다. 소주와 감자탕을 시켜놓고 혼자 신세타령을 하며 그냥 마셨다. 소주 두 병을 마시고 나니 취기가 쭉 올랐다. 내 성격상으로 참고 넘길 수가 없었다. 다시 경찰서 앞으로 달려갔다. 반장에게 전화를 해 이야기 좀 하자며 식당으로 나오라고 했다. 잠시 후 반장이 나왔다. 술에 취한 모습을 보여서 그런지 본성과 다르게 다소곳했다. 두들겨 맞을까 봐 겁먹은 것 같았다. 바로 앞에 앉아 있는 반장의 면상에 대놓고 말했다. "내 가슴이 터져나갈 것 같습니다. 어떻게 밤새 일한 사람한테 그렇게 말할 수 있습니까."라고 말을 한 후, 목소리를 낮춰 조용히 이야기했다. "반장님과 나는 안 맞는 것 같습니다. 다음 인사 때 다른 부서로 가겠습니다."라고 말했다. 몇 달 후 다른 부서로 이동하게 되어 마음이 홀가분했다. 걸으면서 사색과 명상 걷기가 올바른 판단력을 갖게 했었다.

중부경찰서에서 들안길까지는 6km가량 된다. 평범한 걷기로는 2시간 정도 걸린다. 걸으면서 마음의 안정을 찾았고 그에게 당한 모멸감 스트레스를 이겨낼 수 있었다. 걸으면서 현 부서와 반장은 나와 궁합이 맞지 않다는 생각을 여러 번 했었고, 과감히 다른 부서로 가기로 마음의 결정을 내릴 수 있었다. 모멸감을 느꼈지만 작은 울타리에서 벗어나 새로운 환경을 맞이했다. 더욱 달콤한 행복한 생활이 찾아왔었다.

지금 생각해보면, 그 당시 나의 결정은 옳았으며 답답한 작은 우물 안을 벗어났다. 그 일을 계기로 하고 싶었던 학교 공부를 다시 시작했고, 세 자녀를 키울 수 있는 경제적 발판을 마련할 수 있었다고 생각한다. 만약 오랜 기간 그곳 작은 울타리에 갇혀 있었다면, 자신을 위한 자기계발 및 개인 발전은 감히 없었다고 말할 수 있다.

일상생활을 하다 보면 나쁜 일은 갑자기 닥쳐온다. 예정된 것은 전혀 없다. 좋은 일은 예측을 할 수 있지만, 나쁜 일은 예측하기 어려울 때가 많다. 좋은 일이든 나쁜 일이든 걸으면서 생각하는 여유를 가졌으면 한다. 그러면 그 일에 대처할 수 있는 강인한 능력을 발휘할 수 있다. 명상 걷기를 하면서 격한 마음을 차분히 가라앉히고, 속 시끄러운 일에서 벗어나는 자유로운 시간을 가졌으면 한다.

히포크라테스는 이렇게 말하고 있다.

"걷기는 사람에게 최고의 약이다. 기분이 우울하면 걸어라. 그래도 여전히 우울하면 다시 걸어라. 우리 속의 자연 치유력이 진정한 질병의 치유제다."

걷기의 목적은 무엇인가? 단순한 유산소 운동이 목적일 수도 있다. 더 큰 목적을 둔다면 '힐링'이다. 피폐해진 몸과 마음을 정상적으로 회복하기 위해서다. 갇혀 있던 울타리를 박차고 나가자. 아름다운 자연과 도심을 벗 삼아 걸어보자. 새벽녘에는 자욱한 물안개가 흐트러진 마음을 정돈해줄 것이고, 저녁에는 고즈넉한 노을이 답답한 가슴을 열어줄 것이다.

08

어느새 부지런한 걷기가 습관이 된다

꽃과 나무는 봄, 여름, 가을, 겨울의 사계절의 변화에 따라 피고 지기를 반복한다. 소나무는 몇백 년 세월을 맞이한다. 천 년이 된 소나무들도 있지 않은가. 그 나무 아래에는 보호수라고 적힌 푯말이 있다. 목적지로 걷는 발걸음을 멈추게 한다. 고목나무 아래에 서 있으면 감회가 새롭다. '이 나무는 100년, 200년 전의 고종과 순종황제 시절, 옛 조상들의 모습을 낱낱이 기억하겠구나.'라는 생각이 번뜩 들 때도 있다.

옛날 사람의 걷기는 오로지 하루 세끼를 먹기 위한 생존 목적이었을 것이다. 낮과 밤, 자연의 법칙만 믿고 하루하루 농경 생활을 했을 것으로 추측해본다. 논과 밭에는 온갖 곡식 농작물 심고 키우며 하늘에 기우제를 지냈을 것이다.

그들은 현대 문명의 발달을 기대할 수 있었을까? 아마 그런 생각은 전혀 없었을 것이다. 먹고사는 것에 만족할 뿐이었을 것이다. 현재처럼 여유로울 때, 좋은 생각과 아이템이 떠오르는 것은 당연하다. 옛날 사람의 하루 일과는 걸어 다니면서 논농사, 밭농사를 하는 것이었다. 다리로 걷는 것이 이동 수단이며 생존 수단이었다. 대부분 걸어 다닐 수밖에 없는 생활환경이었다. 추측으로는 하루 5만 보는 거뜬히 걸었을 것 같다. 먹고살기 위한 생존 법칙으로 걸었을 것이다.

요즘 걷기는 어떤가? 각종 자동차, 오토바이, 전동 킥보드 등의 발달은 걷는 것을 망각하게 한다. 사람들은 걷기는 힘들고 불편하다고 생각하고 있다. 차에서 타거나 내릴 때 잠깐 걷는 것, 식사 이동할 때 걷는 것, 화장실에 갈 때 걷는 것 등 일상에서 걷지 않으면 안 되는 필수 걷기만 하고 있는 실정이다. 과거에는 걷지 않으면 안 되는 농경사회였다면, 현재는 걷기는 불편하고 느리며 힘든 것으로 느끼고 있어 걷기를 주저한다. 이제는 걷기도 운동의 한 종목처럼 시간 내서 걸어야 되지 않겠는가. 작심하고 걸어야 한다.

부산 갈맷길을 걷기 위해 경산역으로 갔었다. 부산행 무궁화호 열차에는 제법 사람들이 많다. 경산에 대학교가 많아서 그런지 20대 젊은 사람들이 많이 이용한다. 무궁화호 열차는 낭만이 있지 않은가. 달리는 기차 안에서 창밖을 내다보면, 산과 들 논밭 풍경이 옛 추억을 새록새록 떠오르게 한다.

경산역 플랫폼 의자에 앉아 열차를 기다리고 있었다. 60대 아주머니가 플랫폼을 왕복으로 오가며 걷는 것이다. 처음에는 무심코 봤는데 나중에 알고 보니 운동 걷기를 하는 것이었다. 무궁화호 열차가 올 때까지 플랫폼 끝에서 끝까지 왕복 빠른 걷기를 하고 있었다. 자투리 시간을 이용해서도 운동 걷기를 한다는 것은 걷기 애호가라 할 수 있다. 습관이 되지 않으면 할 수 없으며, 걷기가 습관이 되었다는 증거다. 무궁화호 열차가 도착하자 운동 걷기를 멈추고 열차에 탑승하는 것을 보았다. 100세까지 오래오래 걸으며 만수무강했으면 좋겠다.

여러분은 걷다가 길을 잃은 적이 있는가? 나는 자주 길을 잃는다. 장거리 여행 걷기를 하면 표지판과 깃발을 보고 걷는다. 그런데도 길을 잃은 적이 한두 번이 아니다. 되돌아가는 기분은 어깨를 축 처지게 만든다. 왜 그렇다고 생각하는가. 계속 표지판과 깃발을 보고 걸으면 목적지를 도착할 수 있는 성취감은 있겠다. 그러나 걷기는 성취감도 중요하지만 걸으면서 느끼는 사색과 명상이 중요하다.

자연 속 경치를 보며 명상과 사색 걷기를 하면, 한두 시간은 금방 지나간다. 그때 길을 잃어버리는 것이다. 제주도 올레길이나 부산 갈맷길 등 걷기 코스에는 지방자치단체에서 표지판과 깃발을 잘 붙여놨으나 조금

미흡한 구간도 있다. 어떤 곳은 갑자기 생뚱맞은 곳으로 안내한다. 그때 가끔 길을 잃어버린다. 사색을 하면서도 눈은 표지판을 잘 보며 걸어야 된다. 만약 그 시간 때가 일몰 시간과 겹친다면 낭패를 볼 수도 있다. 숲속은 도시와 다르다. 일몰 후 금방 컴컴해진다. 조난사고가 날 수도 있으니, 일몰 시간에는 초행길 숲속을 걷지 않길 바란다.

참고로, 국립해양측위정보원에서 운영하는 '해로드'라는 앱이 있다. 급할 때 용이하게 쓰일 때가 있을 것이다. 구조 요청을 선택하면 긴급구조 요청에 해양과 내륙이 뜬다. 구조 요청을 누르면 해당 기관에서 구조를 하게 되어 있다. GPS로 위치를 자동으로 파악한 후, 긴급구조를 하는 시스템이다. 스마트폰을 들고 달나라 여행을 자유롭게 하며 걷는 세상이 다가올 것 같다.

과거에는 운동 걷기를 하는 사람은 찾아볼 수 없었다. 먹고살기 위한 노동으로 걷고 뛰는 사람이 많았다. 일반 서민은 골프를 생각도 못 했다. 요즘 운동은 무엇인가? 자기가 좋아하는 취미 활동이다. 골프, 테니스, 족구, 탁구, 헬스, 에어로빅, 피트니스 등 무수히 많다. 그러나 장소와 시간에 구애받는 종목들이다. 걷기는 아주 평범하며 기초적인 운동이다. 사실 걷기만큼 좋은 운동은 없다. 시간 장소의 제한을 받지 않는다. 복장도 그다지 신경 쓸 필요 없고 운동화만 신고 걸으면 된다. 자유롭고 편안하게 걷고 싶은 곳을 걸으면 된다.

과거 어릴 때 태권도를 시작으로 검도를 했다. 그때는 남에게 맞지 않고 남을 이기는 것이 목적이었다. 사실 운동 좀 했다고 하면, 괴롭히거나 얕보는 사람들이 없었다. 나이가 들어서는 복싱장을 다녀보기도 했다. 운동이 직업을 갖게 했고, 투잡을 할 기회를 줄 것이라고는 생각도 못 했다. 하지만 젊을 때의 열정을 느낄 수가 없었다. 그래서 몸과 마음의 스트레스를 해소해주고, 기분을 상쾌하게 해주는 걷기와 뛰기 운동을 즐겨하고 있다.

1986년도에 운전면허증을 취득한 후, 지금까지 한 번의 아무런 사고 없이 운전할 수 있었다. 하늘에 감사한다. 생활의 일부분이었던 운동의 역할이 큰 것 같다. 운동은 집중력과 활동력을 높여준다. 어릴 때부터 시작한 운동으로 몸속 깊이 내공이 쌓였다. 습관이 되어 하루라도 운동을 하지 않으면 허전한 기분을 느낀다. 매일 걷기와 뛰기를 해야 된다. '잠깐 걷고 뛰고 오려고 한다.'

여기까지 쓰던 글을 저장해두고, 방금 30분 가볍게 뛰고 왔다. 새로 이사 온 아파트 내에 피트니스 센터가 있다. 헬스장 들러 러닝머신을 가볍게 뛰고 오니 기분이 상쾌하다. 현재 왼쪽 손목에 차고 있는 갤럭시 핏은 11,726걸음을 가리킨다. 30분 가볍게 뛰면 5,500걸음 된다. 출퇴근 걸음 수, 밤새 일한 걸음 수가 포함된 것이다. 사실 어젯밤 야간 근무를 했다. 머리가 멍한 상태에서 글을 쓰고 있었는데, 가볍게 뛰고 오니 머리가 맑아지는 것을 느낀다. 도파민과 세로토닌이 생성된 것 같다.

3월 중순, 점심을 먹으러 코다리 식당에 갔었다. 대구에는 막창집, 코다리집, 횟집들이 유난히 많다. 시내 약전골목 2층에 위치한 코다리 식당에 갔더니, 로봇이 음식 배달을 하는 것이다. 배달된 코다리 접시를 내리고, 위쪽에 있는 버튼을 눌렀다. 로봇은 아무 말 없이 주방으로 되돌아가버렸다. 한편으로는 신기하기도 했지만, 곧 로봇 세상이 올 것 같은 기분이 들었다. 사회 곳곳이 디지털화, 인공지능 로봇이 활동한다면, 청년 취업난이 더욱 힘들겠다는 생각이 들었다. 로봇 세상이 오면 사람의 활동량과 걸음 수도 많이 줄지 않겠는가. 가뜩이나 운동량이 부족한데 각종 질병이 우려된다.

나의 걸음걸이 모습을 알고 있는가? 무릎을 쫙 펴고 걷는지, 발바닥의 착지부위는 어디인지 걷는 모습을 알아야 제대로 된 운동 걷기를 할 수 있다. 나쁜 걷기 자세는 무릎과 골반 허리 등 관절에 무리를 주므로 통증을 유발할 수 있다. 제대로 걸으려면 걷기 자세 교정이 필요하다. 정확한 걷기 자세를 의식하며 걷는다면 운동 효과는 배가 된다. 걸을 때는 가슴을 뒤로 조금 젖히고 아랫배는 앞으로 조금 미는 기분으로 걸으면 된다. 그리고 무릎은 발돋움하는 쪽 다리를 한 번 쭉 뻗는다는 기분으로 걸어라. 발의 착지 부위는 걸을 때와 뛸 때가 다르다. 걸을 때는 뒤꿈치가 바닥에 먼저 닿고 새끼발가락에서 엄지발가락으로 넘어간다. 엄지발가락을 차며 걷는다고 생각하면 된다. 뛸 때는 반대로 발의 앞 축 부위가 먼저 닿는다. 걷기와 반대라고 생각하면 쉽겠다. 신체와 체력에 따라 걷기와 뛰기의 발 모습은 다를 수 있다. 여러분의 걷는 발 모양이 궁금하다면 걷기를 하면서 유심히 살펴보길 바란다. 꾸준한 일상생활 걷기는 습관화되어 걷기와 뛰기로 이어질 수 있다. 몸에서 걷기가 좋다는 것을 인식하게 되며, 뇌에서는 '걸어'라고 재촉하는 날이 올 것이다. 걷고 뛰면서 직접 느꼈다. 머리가 맑아지는 점, 역류성 식도염의 통증이 완화된 점, 위장이 튼튼해진 점, 고혈압, 당뇨병 등 성인병 관리가 잘되는 점, 척추 관절 건강에 좋다는 것을….

4장
___

제대로 걷는
8가지 방법

01

일상생활 걷기부터 시작해라

장샤오형이 지은 『느리게 더 느리게』라는 책에서는 다음과 같이 말하고 있다.

"행복해지려면 다방면의 노력이 필요하다. 그중 운동 등의 신체 활동은 가장 빠르게 행복감을 체험할 수 있는 방법이다. 정신적 스트레스가 쌓일 때는 몸을 움직이는 것이 의외로 큰 도움이 된다. 갑갑한 집 안이나 사무실에만 틀어박혀 있지 말고 밖으로 나가 햇볕을 쐬고 가벼운 산책을 즐겨보자. 팽팽하게 당겨진 신경의 줄이 느슨해질뿐더러 세상이 여유롭게 보일 것이다."

하버드대학교 탈 벤 샤하르 교수의 '행복학 강의'를 바탕으로 쓴 글이다. 운동은 신체적 건강, 정신적 건강을 지켜주며, 최고의 행복을 준다는 내용이다.

여러분은 하루에 몇 보를 걷고 있는가? 아마 머뭇거릴 것이다. 1만 보 걷기를 권장하고 있지만 사실상 어렵다. 일상생활의 걷기만으로 1만 보 걷기는 쉽지 않다. 그러나 걷기가 습관화된 사람들은 하루 1만 보쯤은 거뜬히 걷고 2만 보도 가능하다. 부족하다면 주변 일대를 더 걸으면 된다. 그러나 걷기를 싫어하는 사람들에게는 곤욕이다. 사실 책상에 앉아서 일을 하는 사람이라면 하루 2천 보 걷기도 힘들다.

걷기에 관심이 있다면 걷기와 관련된 앱을 다운로드하여 사용해보길 권한다. 걸음 수, 시간, 칼로리 양을 수시로 알 수 있다. 주변 사람의 권유로 '캐시워크' 앱을 사용한다. 캐시워크 앱을 깔면 스마트폰 홈 화면에 큼직하게 나타난다. 수시로 작동하는 것이 귀찮게 느껴질 수 있고 휴대폰 배터리 소모량도 많아진다. 그렇다면 캐시워크 앱 설정에 들어가, 잠금 화면 잠시 *끄기*에서 '폰 다시 켤 때까지 *끄기*'를 선택하면 된다. 그러면 필요할 때만 앱을 열어서 보면 된다. 단 1원이라도 벌어서 가사에 도움을 원한다면, 홈 화면에 캐시워크를 켜놓고 단돈 1원이라도 벌어라. 집사람은 수시로 한 푼씩 모아 캐시가 적립되면, 운동선수인 막내아들에게 음료수를 보내주기도 한다.

걸음 수를 알려주는 앱과 기기들은 나에게 '걸어라'라는 잠재의식을 심어준다. 출퇴근하면서 몇 걸음 걸었는지, 볼일을 본 후 몇 걸음 걸었는지, 산책을 갔다 오면서 몇 걸음 걸었는지, 러닝머신을 뛰고 나면 몇 걸음 뛰었는지. 항상 궁금해진다. 그래서 앱을 보거나 수시로 기기를 쳐다본다. 이런 방법은 걷기에 대한 의식을 더욱 강화시키고 실천하게 한다. 머릿속 잠재의식이 행동하게 만든다. 장거리 여행 걷기를 할 경우에는 더욱 빛을 발한다. 소요시간과 걸음걸이 수를 보며 걸으면, 걷기에 대한 성취감과 희열은 배가 된다.

나의 걷기는 습관화가 되었다. 일정한 시간에 출퇴근을 하거나, 교대근무를 하는 직장인이라면 일상생활 걷기를 권한다. 다른 사람보다 쉽게 시작할 수 있다. 출퇴근 시간대 몰려드는 차량으로 왜 운전 스트레스를 받는가. 목적지에 도착하면 주차도 해야 되는 번거로움도 있지 않은가. 홀가분하게 걷는 자유를 만끽하기 바란다. 필요하면 공부도 할 수 있다. 걸으며 이동하는 시간 동안 블루투스 또는 이어폰을 사용하면 된다. 스마트폰에서 필요한 영상을 찾아 들어라. 유익한 상식과 지식들이 즐비하다. 유튜브에서 공짜로 배울 수 있는 세상이 너무 좋다.

과거에는 자동차를 생활필수품처럼 이용했었다. 자녀들이 성장하고 난 뒤부터는 꼭 필요한 곳에만 차를 타고 다닌다. 웬만하면 대중교통을 이용하거나 걷는다. 걸으면서 사람과 부딪쳐보기도 하고, 사람들의 이야기를 엿듣기도 한다. 그리고 버스를 타고 바깥을 유심히 살펴본다. 건물을 보기도 하고, 분주한 사람들 모습을 보기도 한다. 활기찬 모습을 보면 활력과 열정이 차오르는 기분이다. 자동차는 생활의 필수품이지만, 꼭 필요한 곳에만 사용하고 건강을 위해 많이 걷자는 것이다. 습관적으로 자동차를 이용하기보다, 습관적으로 걷기를 하면 어떨까. 건강에는 녹색불이 환하게 켜질 것이다.

과거 달성군 다사에서 근무할 때가 있었다. 40대 여성으로부터 신고가 들어왔다. 마트 주차장에 세워둔 승용차가 없어졌다는 것이다. 마트 주차장에는 많은 차량과 사람이 오가는 장소이다. 잠긴 차량을 훔쳐간다는 것은 극히 드문 일이었다. 그리고 신고자의 집은 바로 길 건너편 아파트였다. 직선거리로 100m도 안 된다. 반복해서 물어봐도 차를 가지고 장을 보러 왔다는 말만 되풀이했다. 민원인의 입장에서 처리할 수밖에 없었다. 마트 주차장을 샅샅이 뒤졌으나 차가 없었다.

나중에 신고자가 사는 아파트 지하주차장을 구석구석 뒤져보았다. 거기에 주차되어 있는 것 아닌가. 황당하고 어이가 없었다. 우리는 미소를 살짝 지으며, "찾아서 다행입니다."라는 말을 건넸다. 40대 여성은 미안하다며 고개를 숙이는 모습을 보였다. 본인도 미안해했다. 평소 승용차를 이용하여 마트에서 장을 보는 습관을 가지고 있는 것이다. 반복된 습관이 머릿속에서 잠시 착각을 일으켰다. 경험을 해보았을 것이다. 반복된 행동이 습관이 되고, 그것이 머릿속에서 착각을 일으키는 행동 말이다. '일상 걷기가 습관이 되면, 몸과 마음의 건강에 좋을 텐데.'라는 생각을 해보게 한다.

일상생활 걷기는 나만의 고정 관념을 바꾸면 된다. 새로운 진취적인 생각으로 조금만 바꿔보자. 승용차를 타고 가야 된다는 생각을 버리고 걷고 대중교통을 이용해보자. 한두 번 지속적으로 실천하다 보면 걷기가 습관화될 수 있다. 일상생활 걷기부터 시작해라. 걷다 보면 유산소 운동을 위한 걷기로 이어진다. 점차 걷기가 생활화된다면, 장거리 여행 걷기의 기분도 느껴보고 싶어진다. 운동도 하고 관광도 하고 얼마나 좋은가. 많이 걸어보면 걷기 요령이 생긴다. 걸으며 대중교통을 이용하면 지구를 위하는 일이다. 전 세계가 탄소중립운동에 동참하고 있지 않은가. 건강을 챙기면서 스트레스도 해소하고, 탄소중립운동에 동참한다면 그보다 더 좋은 일이 어디 있겠는가.

장거리 걷기를 하면 목욕탕에 갈 때가 많다. 바로 목욕탕에 가는 것보다 산책 등 걷기로 땀을 흘리고 가는 기분은 다르다. 쌓여 있던 몸의 피로가 싹 가시는 것 같다. 하지만 목욕탕에서의 꼴불견은 눈살을 찌푸리게 한다. 드라이기를 엉덩이 앞뒤 부분에 대고 말리는 행위는 정말 아닌 것 같다. 머리를 말려야 되는데 그곳을 말리다니.

  나는 반곱슬머리다. 지금까지 드라이기로 머리를 해본 적이 없다. 내 머리는 감고 나서 빨리 안 빗으면 파마머리가 된다. 그래서 수건으로 닦은 후 바로 빗어야 된다. 드라이기를 사용해본 적은 딱 한 번 있다. 과거 1992년도에 결혼식 날이었다. 결혼식장 미장원에서 드라이기로 신랑 머리 스타일을 만들어주었다. 그 후 드라이기는 한 번도 사용 안 했다. 휴대폰이 물에 빠졌을 때는 사용했지만 말이다. 미용실에서 머리를 깎은 후, 수건으로 털고 직접 머리를 빗는다. 앞으로는 걱정이다. 머리숱이 점점 없어지고 있다. 짧게 치던 머리 스타일도 길게 바꾸고 있다. 요즘 유행하는 투블럭 스타일로 깎는다. 짧게 치면 머릿속이 훤하게 내다보이기 때문이다. 운동도 마찬가지이겠지만 머리도 나의 스타일에 맞춰 변화를 줘야 되지 않겠는가. 과거의 모습은 다 잊어라. 운동 걷기도 현재의 몸 상태와 건강 상태에 따라 운동의 질과 양 등 방법에 변화를 줘야 한다.

  신체 모습은 과거에 비해 왜소하고 초라하다고 느낀다. 나이에 맞춰 알맞게 운동을 하고 있다. 과거는 과거일 뿐이다. 현재 몸의 체력에 맞춰 건강을 최우선으로 생각하며 운동하라. 과거 헬스장, 태권도 체육관에서 15년 체육지도자로 활동했다. 경찰무도사범으로도 활동하며, 무도 체포술 교육을 했었다. 그러나 요즘은 걷기와 뛰기 등 유산소 운동에 집중하고 있다. 걷고 뛰면서 느끼는 쾌감에 빠져들었다. 기분이 상쾌하고 좋아지면, 웨이트 트레이닝을 가볍게 한다.

　사람의 신체가 변하듯 산과 들의 모습도 변한다. 경치와 풍경의 아름다움을 느낄 수 있다. 나무, 꽃, 풀들의 생기 넘치는 모습은 봄, 여름, 가을, 겨울 사시사철 제각각 다르게 드러난다. 산책하며 나뭇잎 사이로 비치는 햇살과 맑은 공기는 몸속에 에너지를 충전시켜준다. 지저귀는 산새 소리와 숲속의 바람 소리에 정겨움을 느낀다. 헉헉거리며 살아 숨 쉬는 심장박동 소리를 들으며 걸어보자. 살아 숨 쉬고 있다는 사실에 감사함을 느낄 것이다.

　'누우면 죽고, 걸으면 산다. 건강은 걸어서 오는 것이다.'라는 말이 있지 않은가. 시작을 일상생활 걷기부터 해라. 여러분의 건강을 지키는 파수꾼이 될 것이다.

02
준비운동 정리운동은 필수다

아침 6시에 일어나 신문을 들춰보았다. 〈매일경제신문〉, 〈대구매일신문〉 등 조간신문에는 "윤여정 오스카의 별 따다." "전 세계가 윤며들다.(윤여정에게 스며들다)" 등 〈미나리〉 영화에 출연한 윤여정의 오스카상 수상을 톱기사로 실었다. 윤여정은 미국 로스앤젤레스에서 열린 제93회 아카데미 시상식에서 여우조연상을 수상했다. 한국 배우로는 처음 오스카상을 수상했다고 한다. 그의 나이가 74세라고 알려졌는데, 대단한 쾌거라는 생각이 들었다. '운이 좋았다'는 윤여정의 수상 소감은 순박하고 소박함을 느끼게 한다.

윤여정 씨는 칠순을 훨씬 넘겼다. 그런데도 정정하게 활동하는 모습을 보면, 어떻게 저렇게 활동할 수 있을까? 궁금하지 않은가. 건강의 비결이 무엇인지. 만날 수 있는 기회가 있다면 축하 인사도 하고 직접 묻고 싶다. "선생님, 지금까지 50여 년간 연기를 하셨는데, 그동안 건강을 지키는 비결이 무엇입니까?"라고 말이다. 그의 하루 일과가 궁금해진다. 운동은 어떻게 하는지, 건강보조식품은 무엇을 먹는지, 스트레스 관리는 어떻게 하는지 등 본인만의 건강 관리 방법이 분명히 있을 것이다.

윤여정 씨처럼 노년에도 건강하고 활기차게 생활하고 싶으면 지금부터라도 건강 관리를 하자. '좋은 약을 먹는 것보다 좋은 음식을 먹는 게 낫고, 좋은 음식을 먹는 것보다 걷는 게 더욱 좋다.'라는 말이 있다. 걷기는 온몸의 근육을 사용하는 최고의 운동이다. 걷기를 생활화해서 멀리 꾸준히 걸어보자. 운동 걷기를 하자는 것이다.

복싱하는 아들은 유연성이 많이 부족하다. 유연성이 부족하면 성장 과정에서 척추측만증이 올 확률이 다른 사람에 비해 높다. 그리고 부상의 빈도가 높을 수 있다. 몸의 유연성 부족과 잘못된 자세는 척추측만증 발생 확률이 상대적으로 많다는 말이다. 그래서 아들에게 유연성 운동을 하루 10분만 하라고 수시로 말했었다. 어릴 때부터 육식과 인스턴트 식생활 습관 영향도 있다. 또한 잠자는 자세, 앉아 있는 자세 등 일상생활 자세도 한몫할 것이다. 운동 기능 향상에도 유연성 운동은 필수적인 영향을 미친다. 아들을 만나 유연성 운동을 강조해서 말하면 고개는 끄덕인다. 그러나 적극적인 실천은 안 했다.

아들에게 카톡이 왔다. 운동 중 오른쪽 무릎 뒤쪽 부위의 오금을 다쳤다는 것이다. 무릎 뒤쪽에는 힘줄과 신경 등이 있다. 힘줄을 다친 것으로 보였다. 아들은 양 무릎을 가슴에 붙이는 수직 점프를 연속으로 했다고 한다. 이 동작은 착지할 때 몸무게의 3배 힘이 가해진다. 무릎 관절, 근육, 힘줄 등에 많은 부위에 부하가 걸린다는 것이다.

철저한 준비운동이 필수다. 이런 운동은 가급적이면 오전 이른 시간보다, 오후 시간에 하는 것이 더 좋다. 그런데 새벽에 일어나 준비운동을 제대로 안 하고 양 무릎을 올리는 수직 점프를 하는 것은 바람직하지 않다. '평소 무릎을 쭉 뻗고 가슴을 앞으로 붙이는 유연성 운동을 지속적으로 했으면 부상을 예방할 수도 있었을 텐데.'라는 아쉬움을 남겼다. 정형외과, 통증의학과, 한의원을 오가며 치료를 받았으나 큰 차도가 없었다. 한 번 다친 근육과 힘줄은 완치하는 데 많은 시간이 걸린다. 그래서 준비운동과 정리운동은 필수다.

아들은 무릎에 이상이 있는 것이 아닌가 불안해했다. 다가오는 전국대회의 경기를 치러야 하기 때문이다. 운동선수가 무릎을 다친다는 것은 치명적이다. 그것도 대학교 3학년은 아주 중요한 시기다. 코로나19로 인해 작년에는 복싱 경기가 없었다. 본인도 중요한 시기인 것을 알고 있다. 체육교육학과에서 공부하며, 운동선수로 활동하는 아들의 모습을 항상 대견스럽게 생각한다. 큰 병원에서 MRI를 촬영한 결과, 아무런 이상이 없다는 담당 의사의 소견을 듣고 안심했었다. 지속적인 재활 치료가 필요해 보였다.

신체와 체력의 장단점에 맞춰 자기 몸 스타일대로 준비운동을 하는 것이 효과적이다. 운동을 마치고 하는 정리운동보다, 운동 전 준비운동이 더 중요하다. 준비운동은 부상을 예방해줄 수 있다. 정리운동은 사용한 근육과 인대, 관절 등을 풀어준다. 빠른 회복을 위해 필요하다. 유연성 운동 방법은 다양하지만 평범하고 쉽게 할 수 있는 것이 좋다. 장소를 가리지 않고 편하게 하면 된다. 제자리에 서서 무릎을 쭉 펴고 앞으로 가슴 붙이기를 하면 좋다. 이때 양손으로 발목 뒤쪽 부위를 잡아당긴다고 생각하면 된다. 등배운동이라고 생각하면 쉽겠다.

이 운동을 한 달만 꾸준히 한다면 몸의 유연성이 좋아졌다는 것을 직접 느끼게 된다. 온몸의 척추와 근육 인대를 쭉 뻗어 이완과 수축을 반복한다. 간단한 동작이면서도 쉽게 할 수 있다. 몸이 뻐근하거나 찌뿌둥하면, 의자에서 일어나 1분만 스트레칭해보자. 앞으로 숙이는 동작 30초, 뒤로 젖히는 동작 30초씩, 2~3회가량만 하면 충분하다. 뒤로 젖히는 동작은 허리 상태를 고려해 적당히 넘기길 바란다.

다른 부서에 근무하는 직원을 만났다. 과거 IMF 어려운 시절 동고동

락을 같이 했던 분이다. 형님 동생 사이로 지내면서 친하게 지냈다. 사무실에 잠깐 들렀더니 "오랜만인데 어디 갔다 왔냐?"라고 묻는 것이다. "울릉도 2박 3일 다녀왔습니다. 좀 걷고 왔습니다."라고 말했다. 형님은 "그렇게 많이 걸으면 무릎이 괜찮나?"라고 물었다. "아직 괜찮습니다. 집사람도 걷기를 좋아합니다."라고 답했다. 형님은 무릎이 안 좋아 양 무릎을 수술했다고 한다. 그런데도 과거 같지 않다는 말을 했다. 무릎 관절은 스트레칭 등 관리에 따라 많은 차이를 드러낸다. 평상시 관절 건강에 신경을 써야 된다.

"형님, 나는 어릴 때부터 태권도, 검도·등 관절을 많이 쓰는 운동을 했는데도 아직 괜찮습니다." 그러면서 운동 전후 준비운동과 정리운동 등의 스트레칭은 꼭 한다고 말했다. 그러면서 "형님, 무릎이 약하면 근력을 좀 키우세요. 레그익스텐션을 해보세요."라고 덧붙여 말했다. 무릎을 쭉 폈다가 접는 운동이 레그익스텐션이다. 집에서 의자에 앉아서도 할 수 있지만 헬스기구를 이용하는 방법도 있다. '레그익스텐션'은 허벅지 근력과 무릎을 둘러싸고 있는 근육 인대를 강화시키는 운동 효과가 있다.

관절의 통증은 기본적인 운동만으로도 통증을 완화시키는 경우를 많이 봤고, 생활스포츠지도자로서 직접 경험했다. 무릎이 아프거나 허리가 아프다면 걷기를 추천한다. 걸으면 통증이 완화되었다는 말을 많이 들었다. 무릎과 허리가 아프다고 움직이지 않고 앉거나 누워만 있다면 통증이 완화되는가? 아마 그렇지 않을 것이다. 더 아플 수도 있다. 사용하지 않고 가만히 있는 근육과 인대들은 더 수축된다. 그러면 통증이 더 올 수도 있다. 특별한 경우가 아니고서는 많은 근육을 사용하는 운동 걷기를 지속적으로 하길 바란다.

현직 경찰관들은 매년 체력검증을 한다. 100m 달리기, 윗몸일으키기, 팔굽혀펴기, 악력 등 4종목이다. 과거에는 1,000m 오래달리기도 있었다. 심장마비 등 잦은 부상으로 100m 달리기로 변경되었다. 경찰관 채용 체력검증에는 1,000m 달리기가 포함되어 있다. S경찰서에 근무할 때, 100m 달리기를 하면서 오른쪽 장딴지에 부상을 입은 적이 있었다. 잔잔한 근육이 파열되었다. 걷지 못할 정도로 통증을 느꼈다. 전날 야간 근무를 하고, 몸이 무척 피곤한 상태에서 체력검정에 참여한 것이 화근이었다. 출발선에 서서 깃발이 올라가는 신호를 보고 순간 전력 질주로 뛰었다. 스타트 하자마자 절뚝거리며 라인 밖으로 나왔다. 순간 심한 통증이 왔다. 창피하기도 했지만 교대 근무 걱정이 앞섰다. 정형외과에 들러 진료를 받은 후, 바로 한의원으로 가서 침을 맞았다. 나름대로의 근육 마사지와 테이핑을 했었다. 1주일이 지난 후에야 다행히 정상으로 돌아왔다. 사실 체력검정 하는 날 준비운동을 안 했었다. 빨리 완쾌한 것에 감사할 따름이다. 준비운동과 스트레칭은 근육 부상과 운동 상해를 예방할 수 있다. 운동 시작과 끝난 후, 준비운동과 정리운동 등 가벼운 스트레칭을 하자.

평소 준비운동과 정리운동은 똑같은 동작으로 반복한다. 어려운 동작, 폼 나는 동작보다 쉽고 편한 동작을 하고 있다. 목 돌리기, 허리 돌리기, 무릎 돌리기, 좌우 무릎 펴기, 등배운동, 양팔 좌우상하 당기기, 손목과 발목 돌리기 등이다. 목 스트레칭을 함께 하면 더욱 좋다. 유연성 운동은 장소에 따라 필요한 동작을 한다. 집과 야외 공원에서도 할 수 있다. 장소에 알맞은 유연성 운동을 하면 된다. 나의 경우 태권도를 연습할 때는 유연성 운동에 더 많은 동작과 시간을 할애한다. 근육과 관절을 많이 쓰는 태권도의 특성 때문이다.

또한 몸이 피곤하고 체력이 떨어지면 스트레칭을 운동 중간중간 더 해줬으면 좋겠다. 몸이 피로하고 지쳐 있다면, 몸 컨디션은 안 좋을 수밖에 없다. 갑작스럽게 격한 운동을 하면 부상이 올 확률도 더 높아진다. '운동 상해'라고 일컫는 부상을 입는다. 가벼운 걷기는 몸에 크게 무리가 가지 않는다. 그러나 본격적인 걷기나 뛰기를 할 때는 가벼운 스트레칭을 하면서 몸의 컨디션을 끌어올리는 것이 좋다. 준비운동과 정리운동은 신체 기능을 끌어올리는 워밍업이라는 것을 잊지 말고 실천하기 바란다.

03

남 따라 하지 말고 내 스타일로 걸어라

요즘 20대, 30대의 젊은 층에서는 가상화폐(코인) 투자와 주식 투자에 열을 올리고 있는 실정이다. 근로 의욕은 점점 떨어지고 있고, 일확천금을 노리는 젊은 층이 많아졌다. 유튜버와 SNS 상에는 얼마를 투자해서 얼마를 벌었다는 둥, 돈 벌어서 다니던 회사를 그만뒀다는 둥, 별의별 영상물들이 올라오고 있는 실정이다. 코로나19로 인한 비대면의 일상생활 환경은 과거에 비해 더욱 많은 투기심을 불러일으키는 것 같다.

남 따라 주식 투자하고, 남 따라 가상화폐에 투자하는 격이다. 아주 위험한 행동이다. 잘못하면 몰락의 길로 갈 수도 있다는 것을 명심하길 바란다. 주식과 가상화폐를 하려면 공부부터 해야 된다. 처음에는 경제 공부를 한다고 생각하고 소액으로 시작해라. 폭락해도 견딜 수 있을 만큼 적은 돈을 투자하길 바란다. 10년, 20년 동안 없어도 되는 돈이라면 더욱 좋다. 그러면 주식과 가상화폐의 등락에 연연하지 않고 일상생활에도 지장이 없으며, 스트레스도 안 받는다. 그래서 장기 투자하게 된다는 것이다. '친구 따라 강남 간다'는 식의 묻지 마 투자는 큰코다칠 수 있다. 투자가 아니고 투기다. 돈 놓고 돈 먹기인 야바위와 같은 것이다. 무작정 남 따라 하지 않기를 바란다. 일시적인 수익에 눈이 멀지 말자. 투자는 끝까지 가야 된다. 투자는 시간과의 싸움이다.

걷기의 방법도 주식과 가상화폐 투자처럼 무작정 남 따라 하는 것은 비효율적이다. 나만의 스타일로 걸어야 된다. 인간은 로봇과 다르다. 사람마다 연령, 신체 구조, 체력 상태, 질병 여부, 관절 상태, 심폐 기능 등이 제각각이다. 살아 있는 생물인 것이다. 선천적으로 약한 신체와 질환이 있을 수도 있고, 후천적 원인으로 얻는 질병도 있다.

그래서 자기 몸 상태와 체력을 감안해서 자기 스타일대로 걸어보라는 것이다. 심장 기능이 약한 사람, 무릎 관절이 약한 사람이 무작정 빠른 걸음과 뛰기를 한다면 몸에 무리가 올 수도 있다. 남이 빠르게 걷는다고 무작정 따라 하는 것보다, 몸 상태와 체력에 맞춰 나의 스타일대로 걷기를 추천한다. 걷다 보면 자연스럽게 속도와 보폭, 걸음 수가 늘어나며 걷기 실력도 향상된다.

제주 올레길을 걷다 보면 농어촌 등 비도시지역을 걸을 때가 많다. 대부분 제주도 특유의 화려한 경치와 경관을 즐기면서 걷는다. 26개 구간 곳곳마다 마을의 특성을 느낄 수 있다. 어떤 구간은 바다 해안 길을 걷고, 어떤 구간은 오름이 많은 산길을 많이 걷고, 어떤 구간은 감귤밭이 즐비하고, 어떤 구간은 무와 비트 농사를 짓는 곳이 많다. 가는 곳마다 새로운 마을의 모습과 풍광을 느낀다. 그런데 올레길인데도 불구하고 인도와 차도의 구분이 없는 도로를 걷는 구간도 간간이 있다. 걷기를 위한 보행길이 없다. 아스팔트 도로 가장자리 실선 옆을 걸어야 된다. 농어촌 외곽지는 차량도 쌩쌩 달린다. 뒤에서 충돌할까 봐 교통사고 두려움을 느낀다. 안전운전을 하면 괜찮겠지만 스마트폰에서 울리는 카톡, SNS 수신음, 졸음운전 등이 운전자의 집중력을 떨어뜨린다. 운전자가 교통사고를 내고 싶은 사람이 있겠는가. 잠깐 부주의한 과실로 사고를 낸다.

그래서 인도와 차도의 구분이 없는 곳을 걸을 때는 차량과 마주 보고 걷는다. 뒤에서 오는 차량들을 우리는 알 수가 없다. 소리로만 감지해야 된다. 서로 대화를 나누거나 명상 걷기를 하게 되면 큰일 날 수도 있지 않은가. 그래서 오는 차량과 마주 보고 걷는다. 마주 오는 차량도 볼 수도 있고, 소리를 들을 수도 있다. 걸으면서도 살짝 옆으로 피하게 된다. 도피 본능이 생긴다. 나만의 걷기 스타일이라고 할 수 있다. 즐겁게 장거리 여행 걷기를 왔는데, 사고가 나면 큰일이지 않겠는가. 잘못하면 하늘 나라 갈 수도 있다. 선천적 장애보다 후천적 장애가 더 많다는 통계가 있다. 교통사고의 원인이 크다. 질병으로 아프면 병원에서 치료를 받으면 되지만, 교통사고는 큰 후유증으로 인해 직장과 가정을 잃을 수도 있다. 나만의 걷기 요령과 스타일로 걸으면 마음이 편해진다.

나는 명함이 없었다. 만남의 자리에서 명함을 받고는, '저는 명함이 없습니다.'라고 말한다. 그들에게 미안함을 느낄 때가 종종 있었다. 명함이 없는 이유는 내세울 만한 스펙도 없고, 현장 말단으로 일하면서 명함 만드는 것이 마음에 내키지 않았기 때문이다. 그렇지만 얼마 전 인터넷 옥션에서 주문을 넣었다. 시안을 몇 번 받아 확인 후, 최초의 명함을 만든 것이다.

똘똘방지역발전 연구소장(1인), 이수경(남), 전화번호, 이메일 등을 앞면에 넣고, 뒷면에는 약력을 넣었다. 행정사, 체육학석사, 태권도8단, 당수도8단, 검도4단, 태권도사범자격증, 생활체육지도자 자격증 등등 넣었다. 그럴싸하게 명함이 만들어졌다. 요즘은 지갑에 넣고 다닌다. 상대방에게 명함을 받으면 지갑에서 꺼내 건네준다.

어떤 사람은 '똘똘방지역발전 연구소'가 뭐 하는 곳이냐고 묻는 사람도 있다. '나는 혼자서 지역발전을 위해서 노력하고 연구한다.'라고 대답한다. 그래서 직책 옆에 (1인)이라고 적혀 있는 것이다. 이름 옆에도 (남)

이라고 적혀 있다. 여자 이름인 관계로 간혹 실수할 수도 있기 때문이다. 한번은 집사람과 은행 볼일을 보러 갔는데, 서류의 이름을 보고, 집사람한테 신분증을 내라고 하는 것이었다. 이름만 보면 안 되고 주민번호도 같이 확인하면 되는데 말이다. 이처럼 우스운 일이 가끔 생긴다. 그래서 명함의 이름 옆에 (남)이라고 적어놨다. 스스로 보잘것없는 사람으로 치부하지 말고, 내 스타일대로 살면 되는 것이다.

'남 따라 하지 말고 내 스타일대로 걷는 방식처럼 말이다.'

우리는 직업에 자유롭지 못하다. 직업에 따라 사물을 보고 생각한다. 건축가라면 도시의 건축물에 대해 관심을 가지며 평가를 할 것이다. 법률 전문가, 의사, 환경운동가, 동물보호가는 각각 관심 분야에 중점을 두고 생각하고 판단할 수 있다. 나 역시도 마찬가지다.

집사람과 대만 여행을 갔었다. 그곳에도 오토바이를 타는 사람들이 참 많았다. 그런데 한결같이 헬멧(안전모)을 착용하고 운행하는 것을 보고, 우리나라와는 사뭇 다른 것을 느꼈다. 두 명이 타면 두 명 다 안전모를 쓰고 다녔다. 어떤 오토바이는 아이 둘을 태워 세 명이 오토바이를 타고 가는 것을 보았는데 세 명 다 안전모를 쓰고 있었다. 안전모 미착용은 볼 수가 없었다. '과거 공산주의 국가였기 때문에 그런가.'라는 생각도 가졌다. 교통법규를 너무 잘 지킨다는 생각을 했다.

도로상에도 오토바이 등 이륜차의 배려가 돋보였다. 신호대기 중인 교차로 맨 앞에는 오토바이가 먼저 출발할 수 있도록 오토바이 정지구간이 그려져 있었다. 그 뒤로 차량들이 신호대기 하도록 되어 있었다. 도로 환경이 오토바이를 우선 배려했다. 농촌 지역에서는 시범적으로 운영해 볼 만하다. 또 한 가지 특색은 교차로 신호등에는 남은 시간을 표시하는 것이었다. 우리나라의 경우 보행자 신호등에만 설치되어 있다. 우리나라의 교차로 신호등은 갑자기 노란불이 켜진 후 적색으로 바뀐다. 그래서 추돌 사고도 잦고, 교차로 내에서의 꼬리 물기가 많은 게 현실이다. 남은 시간을 알려주는 신호등으로 개선된다면 보다 좋은 교통 환경이 되지 않을까. 운전자는 미리 예측을 하고 서행 후 정지할 것이라고 생각된다.

현행 도로교통법에는 정지선 통과 직전에 황색등으로 바뀌면 정지선에 멈춰야 되고, 정지선 통과 후 황색등으로 바뀌면 신속히 교차로를 빠져 나가도록 되어 있다. 사실상 애매모호한 경우가 있다. 이런 혼돈을 예방하고 원활한 교통 흐름을 위해 신호등 개선이 필요해 보인다. 교차로 내 남은 시간을 알려주는 신호등을 말하는 것이다.

직업에 따라 사물을 보듯이 대만의 이곳저곳을 걸으면서 많은 생각을 했다. '사람이 사는 곳곳은 참 바쁘고 분주하게 사는구나.' 대만 정부에서 오토바이를 이용하는 국민이 많다는 것을 인식하고 있다. 그래서 그에 맞춰 도로 환경을 조성한 것이다. 오토바이들이 먼저 운행할 수 있도록 약자를 배려한 것으로 보인다. 이처럼 국가는 그 나라의 실정에 따라 정책을 펼치는 것이고, 의사는 자기의 전공 분야에 맞춰 진료를 하는 것이다.

걷기도 마찬가지라고 생각한다. 자기의 몸과 체력에 맞춰 자기 스타일대로 걸어보길 바란다. 무릎이 안 좋으면 무릎 보호대를 착용하고, 허리가 안 좋으면 스틱(지팡이)을 사용하면 효과적이다. 양손에 스틱을 잡고 걷는 사람들도 있다. 주변 걷기 환경과 신체 건강에 따라, 각자에게 맞는 스타일로 걸으면 된다. 어떤 노년 어르신은 노인보행기(보행보조차)를 양손으로 잡아끌고 다닌다. 집에만 있지 말고 밖으로 나가, 나의 스타일대로 걸어라. 나이가 들면 못 걸을 수도 있다. 지금부터 열심히 걸으면, 노년에도 힘차게 걸어 다닐 수 있다.

아프고 나서 걷는 것보다, 아프기 전에 걷는 것이 좋지 않을까?

04

꾸준히 걷기가 답이다

「사랑밭새벽편지」의 '불행은 성장의 원동력'이라는 제목의 글을 보았다.

일본 내쇼날 그룹의 창업자 마쓰시타 고노스케 회장은 94세의 나이로 운명할 때까지 570개 기업과 종업원 13만 명을 거느렸다. 그는 힘든 어린 시절을 보낸 것으로 유명하다. 아버지의 파산으로 초등학교를 중퇴해야 했고 생계를 위해 자전거 점포에 취직을 해야 했다. 게다가 허약하게 태어나 병이 많았다고 한다. 어느 날, 어떤 직원이 회장에게 물었다.

"어떻게 회장님은 성공하신 겁니까?"

"나는 세 가지 하늘의 은혜를 입었네. 첫째, 가난한 것. 둘째, 허약한 것.. 셋째, 못 배운 것. 나는 가난 속에서 태어났기에 부지런히 일하지 않고서는 잘살 수 없다는 진리를 깨달았지. 또 약하게 태어난 덕분에 건강의 소중함도 일찍이 깨달아 몸을 아끼기 때문에 90살이 넘고도 이토록 건강하다네. 또한 초등학교를 중퇴했기에 모든 사람을 스승으로 받들어 배우는데 노력하여 많은 지식을 얻었지."

처지와 환경이 너무 비슷해 공감이 가는 내용이었다. 언젠가 기회가 되면 한번 되새겨보고 싶었다. 이제야 기회가 된 것을 기쁘게 생각한다. 흙수저였던 가정환경, 일찍 작고하신 아버지와 조부님, 직장생활을 하며 대학원까지 다닌 나의 학업기를 생각하게 한다. 마츠시타 코노스케 회장의 '세 가지 하늘의 은혜'는 나의 심금을 울리게 했다.

과거에는 가난하면 못 배웠다. 현재 교육 실정과는 많이 다르다. 요즘은 가난해도 국가장학금, 학자금 대출 등 정부의 지원을 받을 수 있다. 과거에는 돈 없으면 배울 수가 없는 사회 구조였던 것이다. 마츠시타 코노스케 회장은 허약 체질로 태어나 어릴 때부터 잔병치레를 많이 했다고 한다. 그래서 건강에 관심을 많이 가졌고, 자기 건강 관리에 전념한 것 같다. 건강은 관리하면 만수무강할 수 있다는 것을 알려주는 것이나 다름없다. 걷기 등 꾸준한 운동이 건강하고 활기차게 살 수 있다는 것을 증명하는 것이다.

　여러분은 어떤 운동을 하고 있는가? 운동의 종류도 너무 많아 각양각색의 대답이 나올 것 같다. 골프, 축구, 족구, 테니스, 배드민턴, 탁구, 마라톤 등등 수도 없이 많다. 이런 운동은 동호회를 결성해 취미 생활을 하며, 친목 도모를 많이 한다. 나는 공으로 하는 종목에는 소질이 없었다. 어릴 때부터 그렇게 축구공을 따라 다녔는데, 아직까지 드리블과 패스도 제대로 하지 못한다. 그래서 공과 관련된 운동 종목은 잘 안 한다. 골프도 그만둔 것이다. 시간과 장소에 구애받기 싫었다.

　요즘의 나의 운동 방법은 꾸준히 걷고 뛰는 것을 첫 번째로 두고 있다. 사실 걷고 뛰는 운동만큼 좋은 운동은 없었다. 몸과 마음을 가볍게 하고, 스트레스를 없애버린다. 머리가 개운하고 기분이 좋아진다. 의학적, 과학적 용어들을 되도록 안 쓰려고 한다. 단순히 운동 걷기를 하니 모든 신체 기능이 좋아진다고만 말하고 싶다.

　태권도, 복싱과 같은 운동은 가급적 자제한다. 과거에는 맞지 않고 이기려고 시작한 운동이었다. 중년의 나이는 맞을 일도 없고 때릴 일도 없다. '맞으면 돈 번다.'는 말도 있지 않은가. 태권도를 사랑하는 사람으로서 9단 입신만 하면 좋겠다. 60세가 되어야 9단 입신을 하는데, 아직 한참 남았다. 입신하는 날 집 앞에 현수막을 걸어놓고 싶다. 그리고 지인과 자축파티를 할 예정이다. 그때 여러분을 초대하겠다. 태권도는 나의 사춘기를 보내게 했으며 덕분에 군대 생활도 편안하게 했다. 태권도는 직업을 갖게 했으며, 세 자녀를 키울 수 있는 투잡의 발판 기회를 주었다. '태권도야 사랑한다.'

　부친은 67세의 나이에 작고를 하셨다. 전방에서 10년가량의 군 생활을 하셔서 몸도 단단하시고 체력도 대단하셨다. 어릴 때 나의 불장난으로 인해 집에 큰 화재가 발생했는데, 그때 갑자기 제대를 하셨다. 계속 직업 군인으로 계셨으면, 건강도 지키고 오래오래 사셨을 것인데 많은 아쉬움이 든다. 부친은 전역하시고 어려운 집안환경 때문에 밤낮으로 일만 하셨다. 다섯 식구 생활을 위해 평생 하루도 쉬는 날이 없었다. 모친과 함께 일을 하셨다. 운동은 전혀 안 하셨고 할 시간적 여유도 없었다. 고래 같이 마시는 술과 담배는 부친 건강을 더욱 나쁘게 했다. 고혈압과 당뇨병을 앓고 계셨는데, 약도 제대로 안 드시고 운동도 안 하셨다. 갑자기 중풍이 찾아왔고, 식당에서 점심식사 중 심장마비로 돌아가셨다. 생각만 해도 너무 가슴이 아프다. 아버지 얼굴을 두 달간이나 못 본 상태에서 비보를 들었다. 불효자식이라는 생각에 가슴이 아팠다. 홀로 계시는 모친에게는 자주 찾아뵙고 식사도 함께 한다.

　부친께서 고혈압과 당뇨병이 오기 전에 꾸준히 운동을 했더라면, 오는 병을 막을 수 있을 수도 있었다. 그리고 고혈압과 당뇨병이 왔으면, 꾸준한 운동과 약물 치료를 해야 했다. 그러면 지금까지 살아 계셨을 건데. 이 좋은 세상 왜 그렇게 빨리 하늘나라로 가셨는지 너무 불쌍하신 것 같다. 작고하신 부친에게는 꾸준한 운동과 약물 치료가 아쉽게 느껴진다. 내가 의사라면 약물 치료와 운동 좀 하라고 많이 권유했을 것이다.

여성들이 각선미를 자랑하며 걷고 뛰는 모습은 보기 좋다. 과거 어릴 때 초등학교 육상부 연습하는 모습을 구경하고 있으면 해가 지는 줄도 몰랐다. 요즘도 레깅스와 운동복을 입고 뛰는 모습을 보면 활력이 넘쳐 보인다. 함께 뛰고 싶은 충동을 느낀다. 어릴 때 육상을 좋아했던 추억 때문에 그런 것 같다.

21년 3월 부산 갈맷길 8코스 해동수원지 구간을 걷고 있었다. 맑은 공기는 가슴을 트이게 하는 기분이었고, 주변에는 막 피어오른 빨간 진달래꽃이 참 예뻤다. 해동저수지를 바라보며 산책길을 걷는 기분은 유쾌했다. 엷은 구름에 가려진 햇살은 걷기에 좋은 날씨였다.

산책길을 걷고 있는데 20대로 보이는 외국인 여성이 가쁜 숨소리를 내며 뛰어오는 것이었다. 반팔 티셔츠를 입고 뛰는 모습은 참 보기 좋았다. 우람한 체구와 헉헉거리는 숨소리는 열정적으로 느껴졌다. 옆으로 비켜줬더니 손을 흔들며 고맙다는 표현을 하는 것이다. 손을 흔들며 '하이'라고 반겨주었다. 사실 나는 영어를 못한다. 그래서 외국 사람들을 만나면 말을 걸어올까 봐 두려움이 앞선다. 요즘은 스마트폰 통역 앱을 깔아놓고 한번씩 사용한다. 다시 20대로 돌아간다면, 영어를 쓰는 나라에서 5년만 살고 싶다. 그럼 영어회화도 되고, 외국에서 살다 왔으니 대우도 좀 다르지 않겠는가.

요즘 외국인은 먼저 정겹게 인사를 한다. 대구를 대표하는 앞산에는 둘레길이 있고, 여러 곳의 등산 코스도 있다. 앞산에는 미국인들이 산책을 많이 한다. 주변에 캠프워크, 캠프헨리 등 미군부대가 위치해 있기 때문이다. 한번은 앞산 등산을 하는데, 외국인이 먼저 한국말로 '안녕하세요.'라고 인사하는 것이다. '반갑습니다.'라고 대답했다. 어느 나라 사람인지 알 수는 없었다. 미국, 영국, 멕시코, 캐나다, 스페인, 호주 등 모든 이가 미국 사람처럼 보였다. 영어라도 잘하면 먼저 말을 걸어보겠는데 아쉬웠다. 외국에서 활동 중인 선수들을 보면 부럽게 느껴진다. 저들은 돈도 많이 벌고 외국 생활 속에서 언어도 배우니 얼마나 좋겠는가.

하루도 빠지지 않고 하는 운동이 있다. 하루 30분 가볍게 걷고 뛰는 것이다. 아파트 헬스장을 가거나, 사우나 헬스장에서 러닝머신을 뛴다. 아니면 밖으로 나가 산책로를 뛴다. 6~7km 놓고 30분 뛰면 약 5,500걸음이 나온다. 일상생활 걷기가 더해진다면 1만 보는 훨씬 넘긴다. 걷거나 뛰기를 해보면 몸과 마음이 편안해진다. 걷고 뛰는 기분에 중독되어 안 하면 궁둥이에 좀이 쑤신다. 일요일이나 공휴일에는 스톱워치를 맞춰놓고 2시간 이상을 걷거나 뛴다.

출퇴근 시간에는 걸으면서 지하철을 이용해보자. 일상걷기를 생활화하자. 일상생활 걷기를 꾸준히 하다 보면 습관이 된다. 차를 몰고 시내를 나가면 스트레스가 쌓이지 않는가. 평상시 걸으며, 지하철 버스 대중교통을 이용해보자. 보고 듣고 느끼고 생각할 수 있는 나만의 자유로운 시간이 얼마나 좋은지 모른다. 여러분도 느낄 것이다. 꾸준히 걷고 뛰면 건강에 얼마나 좋은지. 위장 기능, 혈액 순환, 숙면, 체력 및 체중 관리, 우울증 예방 등등 좋은 점이 너무 많아 나열하기도 힘들다. 이 책이 끝날 때까지 거듭 말하겠지만, 꾸준히 걷고 뛰어라! 건강은 꾸준히 걷기가 답이다.

05

일상 속 걷기가 습관화되면 가볍게 뛰어보자

질병관리청에서는 코로나19 예방 접종을 한 사람들에게 '코로나바이러스감염증-19 백신 예방접종 내역 확인서'를 건네준다. 성명, 생년월일, 차수, 제조사명, 접종일, 접종기관명 등이 기재되어 있다. 오전 11시에 천주성삼병원 내과에 들러 아스트라제네카 백신을 맞고 왔다. 부작용을 우려해서 접종 후 15분 경과 후 귀가를 하라고 했다. 나의 체질의 특성상 알레르기가 없는 편이다. 사회적 약자들이 코로나19 백신 접종을 먼저 해야 되는데, 경찰관은 사회필요요원으로 분류되어 먼저 맞게 되었다. 일부에서는 아스트라제네카의 부작용에 대한 불신으로 꺼리는 사람도 있기는 하다. 구더기 무서워서 장 못 담아서는 안 되지 않겠는가. 그냥 마음 편하게 왼쪽 어깨 부위에 맞았다.

내과에서 나를 진료한 의사는 몸에 알레르기가 있는지, 복용하는 약이 있는지, 몇 가지를 묻더니, 복도 끝에 있는 코로나19 백신 접종실로 가라고 했다. 의사의 오른쪽 책상에 놓여 있는 스마트폰에는 빨간 불빛이 울긋불긋했다. 눈을 돌려 보았더니, 가상화폐 코인들이 등락을 하는 모습이 보였다. '역시 가상화폐(코인)가 대세구나. 전 국민이 가상화폐에 열광하고 있구나.'라는 생각이 들었다. 가상화폐(코인) 시장은 주식보다 많은 거래가 이뤄지고 있다고 한다. 오늘 백신을 맞으러 병원 진료해보니, '온 국민이 가상화폐에 올인하고 있구나.'라는 생각을 다시 한 번 하게 했다.

일상생활 속에는 가상화폐 거래가 대중화되어, 습관적으로 가상화폐 사이트를 보고 있다는 것을 느꼈다. 그러면 더 많은 투자금과 더 많은 시간을 들여야 할 텐데 걱정이 들 뿐이다. 주식 시장은 오후 3시 30분이면 정규 시장이 마감하지만, 가상화폐 시장은 24시간 운영한다. 그에 대한 폐해도 엄청날 것으로 보인다. 그리고 주식은 매도하면, 거래일 기준 3일째 되는 날 출금이 가능하다. 그러나 가상화폐는 매도 후, 바로 출금이 가능하도록 되어 있다. 그래서 더 유혹에 빠져들게 되는 것이다. 후유증과 부작용들이 많을 것으로 추측된다.

코로나19로 인해 사회 전반에 일어나고 있는 여러 가지 변화를 보면서 많은 생각이 교차한다. '가상화폐가 전 국민에게 급속도로 전파되는 것보다, 걷기와 뛰기가 국민에게 전파된다면 육체적 건강과 정신적 건강을 잘 지켜줄 텐데.'라고 생각했다.

헨리 데이비드 소로라는 사상가는 "내 다리가 움직이기 시작하면, 내 생각도 흐르기 시작한다."라고 말했다. 걷기가 습관화된다면 점점 더 많이 걷게 된다. 걸으면 색다른 생각과 아이디어가 떠오르거나, 어렵게 생각했던 일들도 잘 풀리는 경우가 있다. 그래서 걷는 사람들은 보면 골똘하게 생각하는 모습을 엿볼 수 있다.

인천 강화군에는 마니산이라는 곳이 있다. 이곳 마니산 중턱에 자리 잡은 참성단에서는 매년 제례의식이 있었다. 단군이 하늘에 제를 올리기 위해 쌓은 것으로 전해지는 제단이 있는 곳이다. 참성단에 서면 서해바다의 절경이 한눈에 들어온다. 마니산은 백두산, 한라산과 함께 민족의 영산으로 알려져 있다. 매년 참성단에서는 전국체전 성화 채화를 하고 있으며, 개천절이 되면 선녀들이 흰옷을 입고 제례의식을 하는 것을 볼수 있었다. 그래서 꼭 한 번 가보고 싶었다.

마니산 국민관광지 주차장에 차를 주차해놓고 배낭을 메고 걷기 시작했다. 참성단을 올라갈 때는 '단군로'인 평평한 길을 택했으며, 내려갈 때는 계단으로 된 '계단로'를 이용했다. 관광안내소에서는 대부분의 사람들이 올라갈 때는 단군로, 내려갈 때는 계단로를 많이 이용한다고 안내했다. 왕복 6km가량 되며 3시간이면 충분했다.

해발 470m가량의 마니산 참성단에 오르니 검은 고양이 한 마리와 황색 고양이 한 마리가 우리를 반겨주었다. 졸졸 따라다니는 것을 보니 뭘 좀 얻어먹고 싶어 하는 모습 같았다. 등산 가방에서 소시지를 꺼내어 한 개씩 주었다. '야옹야옹' 하며 고맙다는 뜻으로 여러 번 울어댄다. 장거리 여행 걷기를 하다 보면 목도 마르고 배가 고파진다. 그래서 물과 삶은 달걀, 소시지는 꼭 챙기는 편이다. 목마르면 물을 마시고, 배고프면 달걀과 소시지를 한 개 먹으면 민생고가 해결된다. 장거리 걷기를 하면 목마름과 배고픔은 항상 느낀다. 꼭 준비해야 된다. 그리고 개나 고양이 같은 반가운 짐승을 만나면, 소시지 한 개를 던져주면 좋아한다. 꼬리를 흔들며 고맙다는 인사를 몇 번 한다. 짐승의 배고픔을 달래주고 나누었다는 기쁨도 느껴볼 만하다.

참성단 한쪽에는 150년 된 소사나무가 자리 잡고 있었다. 참성단을 지키는 지킴이 나무 같아 보였다. 참성단 앞에 서보니, 몸과 마음에 숙연함을 느꼈다. 고개를 숙이고 눈을 살짝 감고 기도를 했다. '신이시여! 아파트 당첨되게 해주세요. 우리 세 자녀 건강하고 올바르게 성장하게 해주세요.'라고 소원을 빌었다. 나는 종교가 없으며 모든 종교를 좋아한다. 불교도 좋아하고, 기독교도 좋아하고, 천주교도 좋아한다. 가는 곳마다 나의 소원 성취를 기도한다. 내 머릿속에 영적인 잠재의식을 불러일으키기 위해서다.

걷기를 좋아한다는 건 습관화되었다는 증거다. 걷기를 싫어하는 사람이 산책을 갈 수 있을까. 걷기를 싫어하는 사람이 등산을 갈 수 있을까. 걷기를 싫어하는 사람이 지하철과 노선버스를 이용할 수 있을까. 쉽지 않다고 생각한다. 자동차를 길들여진 생활 속 필수품으로 여기고 있으며, 자동차 이야기는 자랑거리처럼 말한다.

자동차 안에서는 남을 의식할 필요도 없고, 행동의 자유로움을 느낀다. 노래를 부르든, 춤을 추든 누가 뭐라 하지 않는다. 나만의 공간이 자동차인 것이다. 그래서 자동차에 더욱 집착하지 않을까? 나도 과거에 그랬다. 운동도 좋아했지만, 자동차를 타고 쌩쌩 달리는 기분을 무척 좋아했다. 자동차의 편안함, 안락함을 누가 부정할 수 있겠는가. 그러나 자동차와 신체 활동량은 상반 관계다. 자동차를 많이 이용하면 운동 걷기량이 부족하고, 덜 이용하면 운동 걷기량이 많아진다. 습관적인 자동차 이용보다, 꼭 필요한 곳에만 자동차를 이용하는 것이 건강에 좋다. 하루 세 끼를 챙겨 먹듯이 운동도 습관적으로 해야 된다. 일상생활 걷기를 변론으로 하더라도, 최소한 일주일에 세 번, 30분 정도는 걷고 뛰는 유산소 운동을 하길 바란다. 건강이 나빠지면 자동차 운전을 못 할 수 있다. 건강할 때 건강을 챙기는 습관을 들여라.

일상 속 걷기는 습관화되어 있다. 출퇴근할 때는 역까지 걷고 지하철에 탑승한다. 퇴근할 때도 역까지 걷고 지하철에 탑승해서 귀가한다. 그리고 볼일도 가급적 걷거나 대중교통을 이용한다. 몸과 마음이 가볍고 편하다. 온갖 세상 구경 다 하면 즐겁다. 이렇게 일상생활 걷기가 습관화 되면 더 걷고 뛰고 싶어진다. 사실 걷기와 뛰기는 같은 신체 활동이지만 걷기는 쉬워도 뛰기는 어렵게 느껴진다. 걷기는 자유로움을 느끼지만, 뛰기는 몸과 마음을 추스르며 생각하고 뛰어야 한다. 숨도 가빠오고 다리도 무겁게 느껴진다. 꾸준한 걷기를 실천하다 보면 가볍게 뛰게 된다.

일상 속 걷기가 습관화되면 걷기를 좋아하게 되고 뛰고 싶어진다. 걷거나 뛰는 것은 중독성이 있으며 행복감을 준다. 걷거나 뛰지 않으면 온몸이 근질근질하게 느껴질 때도 있다. 시작은 천천히 걸어보라. 몸과 마음이 적응되면 점점 속도를 높여 빠른 걷기를 하면 된다. 몸에 열기가 나고 기분 전환이 된다면 가볍게 뛰어보라. 체력과 심폐 기능을 감안하여 뛴다면 심혈관 기능 향상에도 많은 효과가 있다.

'발이 편하면 온몸이 편하다. 발은 인체의 축소판이며 오장육부의 거울이다. 발은 제2의 심장이다.'라는 말이 있다. 걸으면서 느끼는 발바닥 지압 운동 효과도 무시 못 한다. 최소한 운동 걷기는 일주일 3일, 30분 이상 걷거나 가볍게 뛰어보자.

걷기와 뛰기 운동을 하면, 우리 몸속에서는 도파민·세로토닌·엔도르핀이 생성된다고 한다. 그래서 기분이 좋아지고 상쾌해지는 것이다. 여러분도 운동을 하게 되면 몸도 가볍지만, 기분도 좋아진다는 것을 느꼈을 것이다. 항상 걷고 뛰면서 행복과 즐거움을 느끼길 바란다. 일상생활 걷기는 물론이고 하루 30분은 가볍게 뛰었으면 좋겠다. 머릿속을 맑게 해주고 상쾌한 기분을 만들어준다. 걸으면 몸과 마음이 건강해진다. 걸으면 매일 활기차고 행복해진다. 그래서 건강하게 오래 사는 최고의 방법이다. 여러분도 가볍게 걷고 뛰기를 습관화하길 바란다.

06

걷다가 힘들면 쉬면서 스트레칭해라

벚꽃이 피고 진 지가 엊그제 같았는데, 길거리에는 이팝나무의 꽃들이 새하얗게 피었다. 흰 꽃을 보면 마음에 평온함이 느껴진다. 새하얀 이팝나무를 보고 있으면, 혹독한 겨울 설경이 연상된다. 꽃이 만개하면 풍년이 들어 이밥(쌀밥)을 먹게 된다고 하여 '이팝나무'라는 전설이 있다. 꽃나무는 때가 되면 여념 없이 피고 진다. 생동감을 느낄 수 있다. 우리 일상생활에도 활기차고 생동감이 넘쳐났으면 좋겠다.

몸은 피곤하면 쉬어야 하고, 밤에는 잠을 자야 된다. 과유불급이라는 말이 있지 않은가. 몸에 대한 자신감으로 욕심을 부리면 탈이 난다. 열정을 불태워 일하고 싶고 돈을 벌고 싶으면, 건강부터 챙기자. 무리하지 말고 쉬어가자. 주변에는 뇌경색을 앓고 있는 사람들이 많다. 대부분 사람이 잠을 제대로 안 자고 피곤함에 찌들어 사는 것 같아 보였다. 뇌 건강은 수면시간에 많은 영향을 받는다. 하루 7~8시간은 자는 것이 건강에 좋다는 연구 결과가 있다. 몸은 기계가 아니지 않은가. 마구 사용하면 후회할 일도 생길 수 있다. 바쁜 하루의 꽉 찬 일과 속에서도 여유를 찾고, 신체를 움직이는 스트레칭을 해보기 바란다. 쉬면서 스트레칭하면 몸의 피로도 빨리 풀린다.

방송, 신문 등에서 아스트라제네카의 부작용을 연일 보도했다. 지금까지 주사 약물 복용으로 알레르기 부작용이 없었던 나였다. 괜찮겠지 하고 코로나19 백신 접종을 하고 잠을 자는데 부작용이 나타났다. 온몸에 오한과 두통을 동반한 통증이었다. 몸살감기와 유사했다. 손끝부터 발끝까지 힘이 쭉 빠지고, 속 메스꺼움을 느꼈다. 병가를 내고 하루 쉬고 싶었다. 힘들면 쉬어가는 것이 세상의 이치 아닌가. 그러나 무거운 몸을 끌고 출근을 했다. TV에서 보고 듣기만 했던 백신 부작용을 직접 경험하고 나니, 언론보도를 이해할 수 있었다. 병원 측에서는 타이레놀을 먹으라고 권유했었다.

집에 아무리 찾아봐도 타이레놀이 없었다. 출근을 준비하는 둘째 딸에게 타이레놀 있냐고 물었더니, 자기 방에서 가져오는 것을 보고 이제 살았다 싶은 생각이 들었다. '며칠 지나면 낫겠지. 이제 면역이 생기겠지.'라는 생각을 하니 마음은 편안했다. 아침 출근을 위해 걸어가는데, 다리에 힘이 쭉 빠지는 것을 느꼈다. 이러다가 '혹시 쓰러지면 어쩌지.'라는 불안감도 잠깐 스쳐갔다. 그러나 걸으면서 아침 햇살을 쬐고 공기를 들어 마시니 한결 기분이 좋았다. 몸 컨디션도 회복되는 기분이 들었다. 일상 걷기와 뛰기는 신체 면역력을 키운다. 몸속 면역력과 코로나 백신이 서로 싸운 것 같다. 그 후유증으로 부작용이 나타났다고 생각한다. 건강하다는 증거라고 생각하며 마음에 위안을 삼는다.

대구중부경찰서에는 고양이 두 마리가 있다. 한 마리는 노년이 되었는지 항시 느릿느릿하다. 뭐라고 말해도 눈도 깜박 안 하고 능글능글하다. 벤치에 앉아서 비켜주지 않을 때도 있다. 다른 한 마리는 청년인 것 같다. 말 한마디 행동 하나에 민감하다. 눈이 반짝거린다. 고양이들을 보면서 인생의 노년과 청년의 모습을 생각하게 한다. 걸을 수 있을 때 많이 걷고, 걸을 수 있을 때 멀리 가야되지 않겠는가.

고양이들은 동물보호협회에서 주기적으로 먹이를 주고 있고, 건강 상태도 관찰한다. 세상 참 많이 좋아졌다. 복지 혜택이 고양이에게까지 미치고 있으니 말이다. 과거에는 고양이가 사람들의 관절에 좋다고 하여, 고양이를 마구 잡던 시절도 있었다. 요즘 같으면 동물보호법 위반으로 처벌받는다.

대구중부경찰서는 역사와 전통을 자랑한다. 1895년 경상감영 서편에 최초 설립된 후, 1945년 국립경찰 창설과 함께 개서한 역사를 가지고 있다. 그리고 바로 앞에는 젊은이들이 많이 찾는 'ECC'와 '넌테이블이'이라는 커피점이 있다. 젊은 연인들이 넘쳐난다. 풋풋한 젊음은 인생 최고의 절정이다. 인생에서 젊음이 최고라는 말을 실감나게 한다.

　부산 갈맷길 5코스는 5-1, 5-2코스로 나눠진다. 이틀 동안 42km가량을 걸었다. 낙동강 하구 둑에서 출발하여 가덕도를 한 바퀴 돌아 나오는 구간이다. 낙동강과 바다가 접하는 모습을 보면, 어디가 낙동강인지 어디가 바다인지 구별이 안 된다. 낙동강의 하류가 바다처럼 크고 넓고 웅장한 모습이었다.

　9월 초순 날씨는 무더위가 남아 있었다. 아침 일찍부터 오후 늦게까지 하루 종일 걸었다. 햇살을 마주 보고 걸었더니, 몸에 피로가 훨씬 빨리 찾아왔다. 끝까지 완주하겠다는 마음으로 체력을 무시한 채 걸었다. 완주라는 성취욕이 발동한 것이다. 중간에 쉬면서 스트레칭을 해주었지만, 뜨거운 햇볕과 더위는 몸과 마음을 힘들게 했다. 어깨에 메고 있던 등산 가방의 영향도 있었다. 무거운 가방을 어깨에 메면 어깨와 목 부위의 근육에 힘이 가해져 근육 통증이 올 수 있다. 그래서 오랫동안 걸으면 어깨도 아프고 목도 뻐근해진다. 하루 종일 걸으면 온몸이 녹초가 되는 것은 당연하다. 승용차 없이 1박 2일 걷기 일정으로, 가방에 잡동사니를 넣었으니 무거울 수밖에 없었다. 5코스를 걸으면서 낙동강 하구 에코센터, 낙동강 철새 도래지, 부산 신항, 흥선대원군 척화비, 가덕도 천성봉수대, 대항어촌 체험마을, 가덕도 대항 인공동굴, 가덕도 등대를 관광하며 걸었던 추억은 오래오래 간직하고 싶다.

많이 걸으면 많이 먹고 싶어진다. 그래서 맛보다 양으로 승부를 거는 경우가 많다. 대한민국이라는 무한리필 식육식당에 들렀다. 시원한 맥주를 한잔 마시는데, 뒤통수가 짜릿한 것이었다. 일시적인 현상이겠지 생각하고 대수롭지 않게 넘겼다. 그런데 며칠이 지나도 낫지 않는 것이다. 할 수 없이 신경외과에 들러 CT를 찍어봤으나 아무런 이상이 없다고 했다. 의사는 계속 아프면 MRI를 한번 찍어보자고 하였다. 그러나 통증은 한 달 후 자연적으로 치유되었다. 처음 겪는 일이었다. 열정은 앞서는데 몸과 체력이 약해졌다는 증거다.

이렇듯 욕심은 금물이다. 모든 일이 다 그렇겠지만 걷기도 마찬가지다. 그날의 몸 상태와 체력에 맞춰 쉬어가면서 스트레칭을 해야 된다. 장거리 여행 걷기는 학교 수업 시간처럼 50분 걷고, 10분 쉬면 효율적이다. 쉬면서 간단하게 물과 간식을 먹으면 된다. 배부르면 걷기도 힘들어진다. 조금만 먹으면 걷기에 편하다. 속이 빈 상태로 걸으면, 칼로리 소비가 많아지고 체중 감량에도 더욱 좋다. 날씬해지고 싶으면 걸을 때 조금만 먹기를 바란다. 걷고 뛰면 위가 수축되는 느낌이 든다. 그래서 조금만 먹어도 포만감을 느끼고 소식하게 되는 것이다.

체중 감량에는 걷고 뛰는 것만큼 좋은 운동은 없다. 과거 내가 몇 번 경험했고 지금도 실천하고 있다. 한 가지 주의할 점은 음식량을 줄여야 한다는 전제가 있다. 체중 감량을 위한 다이어트에는 음식량 조절이 첫째라는 것을 명심하기 바란다. 그리고 항상 머릿속에 몇 kg 이하로 유지해야겠다는 내면의식이 있어야 된다. 나는 '71kg 이하 체중을 유지한다.'라는 내면의식을 가지고 있다. 그래서 식사할 때도 71kg 이하, 운동할 때도 71kg 이하, 목욕탕에서 71kg 이하라는 생각을 한다. 그러면 덜 먹게 되고, 운동은 조금 더하게 되고, 목욕탕 한증막에서 땀을 더 빼게 된다. 머릿속 의식 확장은 행동하게 한다는 것을 잊지 않기를 바란다.

둘째 딸은 태어나면서부터 많이 쉬었다. 산모는 10개월이 되어야 아기를 낳는다. 그런데 둘째딸은 8개월 만에 조산했다. 1개월 이상을 혼자서 인큐베이터에서 푹 쉬었다. 그 당시 몸무게 1.9kg이었던 딸이 현재 170cm 넘게 성장한 것을 보면, 인큐베이터 안이 너무 편하고 좋았던 것 같다. 요즘 직장생활을 하며 일상생활 걷기, 지하철과 버스를 이용하는 모습은 너무 보기 좋다.

시, 군, 구 자치단체에서는 걷기에 좋은 길을 조성하고 있다. 올레길, 갈맷길, 왕건길, 새파랑길, 해담길 등 트레킹, 둘레길이 지역 특색에 따라 만들어졌다. 지방자치단체에서는 지역을 대표할 만한 관광지 또는 걷기 좋은 곳을 선택하여 걷는 길을 조성해놨다.

마음만 먹으면 농촌, 어촌, 산촌 어디를 가더라도, 그 고향의 전통과 경치를 느끼며 아늑한 분위기로 걸을 수 있다. 걸으면서 힘들면 쉬면 된다. 나무 그늘에 앉아 맑은 공기와 고향의 냄새를 맡으며 쉬어라. 머리가 맑아지고 가슴이 확 트이는 기분이 든다. 쉬면서 간단한 스트레칭을 하자. 목, 허리, 무릎 등 불편한 부위를 집중적으로 스트레칭하기 바란다. 빨리 가는 것보다, 쉬면서 천천히 즐기면서 걸어보자.

07

쉴 때마다 큰 호흡을 해라

꾸준한 걷기는 인생과 비슷한 점이 많다. 걷다가 힘들면 쉬어가고 호흡이 가쁘면 큰 숨을 쉬듯이, 인생도 힘들면 휴식하고 몸과 마음을 가다듬어 다시 시작해야 되지 않는가. 더욱 큰 전진을 위해 '움츠린 개구리가 다시 뛰듯이' 큰 호흡을 내쉬며 쉬어보자.

일상 걷기와 뛰기가 습관화되니, 장거리 여행 걷기를 떠나고 싶을 때가 많았다. 즉흥적으로 갈 때도 있지만, 걷기 계획을 세워 떠나는 경우도 있다. 직장인이 마음대로 좋은 시기에 떠나기는 사실 힘들다. 그러나 역발상적으로 생각하면 좋은 점이 더 많다. 주말과 공휴일은 어디를 가도 복잡하지 않는가. 평일을 이용하면 된다. 그중에서도 월요일은 제외하는 경우가 많았다. 월요일에는 박물관 등 관람할 수 있는 실내공간들이 대부분 휴무다. 요즘에는 코로나19로 인해 실내 관람을 할 수 없는 실정이지만 말이다. 그래서 화, 수, 목, 금요일을 택해서 여행 걷기를 다니면, 상대적으로 조용한 편이다.

승용차를 가져갈 때도 있지만, 특별한 경우가 아니고서는 대중교통을 이용한다. 걷기의 자유를 만끽하기 위해서 승용차는 짐이 될 경우가 많다. 홀가분하게 걷는 기분을 추구하는 우리에게는 맞지 않다. '돈 달라고 따라다니는 아기'와 같이 귀찮게 느껴진다. 자유로움을 뺏는다고 할 수 있다. 사실 나의 승용차는 하이브리드 차량이다. 하이브리드는 휘발유와 전기가 혼합되어 사용된다. 전기는 자체적인 충전이 이뤄지는 시스템으로 순수한 전기차량처럼 따로 충전할 필요는 없다. 차량 자체에서 휘발유 소모와 배터리 충전을 알아서 하며, 차량 연비가 좋은 것에 만족한다. 걸어서 탄소중립운동을 하고, 친환경 차량 이용으로 탄소중립운동에 동참하는 것이다. 국가기후환경회의 위원장인 반기문에게 표창장을 받아야 된다.

과거 반기문이 UN사무총장을 퇴임한 후, 대통령 지지율 1위이었을 때가 있었다. 반기문이 대통령에 출마하는 것처럼 일각에서는 야단법석을 떨었다. 그때 반기문 관련 테마주를 500만 원어치 샀었다. 그런데 나중에 반기문은 갑자기 대통령 불출마를 선언했다. 어떻게 되었겠는가? 주식은 폭락하여 쪽박이 되었다. 한순간에 돈이 날아가버렸다. 그래서 테마주는 위험한 것이다. 그 당시 통영 한산도에 배를 타고 들어갔었다. 타자마자 내리는 것을 보면 통영시와 가까운 곳에 위치한 것 같았다. 나중에 알게 되었는데 2km 정도의 거리라고 한다. 한 바퀴 관광 걷기를 하며, 이충무공 유적지, 제승당, 망산, 외항마을 소나무 숲 등을 관광하며 걸었다. 한산도에서 느꼈던 기분은 새로웠다. 이곳은 충무공 이순신 장군이 임진왜란 때 한산도대첩을 이끌었던 역사적인 장소이다.

걸으면서도 이순신 장군의 「한산도가」라는 시조가 생각났다. "한산섬 달 밝은 밤에 수루에 혼자 앉아 큰 칼 옆에 차고 깊은 시름하는 차에 어디서 일성호가는 남의 애를 끊나니."를 소리 내어 읊어 보았다. 바다가 둘러싸인 자연의 섬에서 읊는 시는 기분이 새로웠다. 사실 내가 알고 있는 시조는 이것뿐이다. 이 시조는 초등학교를 다닐 때, 담임 선생님이 강제로 암기하게 했던 시조이다. 이순신 장군의 위대한 업적은 운동장에 늠름하게 서 있는 동상이 말해주었다. 어릴 때 손바닥을 맞으며 익혔던 시조가 아직까지 머릿속에 또렷이 남아 있었다. '선생님, 그때 저를 더 많이 혼내시고, 때려주셨으면 훌륭한 사람이 되었을 겁니다. 선생님 감사합니다.' 부산진초등학교는 설립 당시 모습이 아직까지 그 자리에 위치하고 있다. 115년 정도 되었으니 역사적인 학교이다. 부산은 초등학교 반창회 모임이 있을 때는 가끔 내려간다. 학교를 가보면 '그렇게 넓었던 운동장이 왜 이래 좁아졌지.'라는 생각이 들었다.

한산섬 관광 걷기를 마치고 숙소로 돌아가는 길에 반기문 대통령 불출
마 선언이 뉴스로 나왔다. 운전하던 승용차 안에서 이 내용을 접했을 때
욕밖에 안 나왔다. 그러나 누구의 잘못인가. 다 나의 잘못이다. 누구를
원망할 것인가. 다 내 탓이다. 차 안에서 큰 숨을 쉬며 호흡을 가다듬었
다. 마음의 안정을 찾기 위해서다. 걷거나 뛸 때만 큰 호흡을 하는 것은
아니다. 가슴이 답답하고 일이 잡히지 않는다면 큰 호흡을 한번 해봐라.
좋아질 것이다.

　승용차를 몰고 숙소를 들어가는 길은 어두컴컴한 밤이었다. 집사람과
이런저런 대화를 나누며 시골길을 달리는 데 갑자기 큰 물체가 튀어나오
는 것이었다. 깜짝 놀라 급제동을 하였다. 왼쪽에서 오른쪽으로 무단횡
단한 물체는 고라니였다. 그것도 설렁설렁 곰처럼 걸어갔다. 일촉즉발
이었다. 쳐다보지도 않고 지나가는 고라니를 발로 차버리고 싶었다. 낮
에는 반기문 불출마 선언으로 한 방 맞고, 밤에는 고라니에게 한 방 맞은
기분이었다.

　'머피의 법칙'이라는 말이 생각났다. 머피의 법칙이란 나쁜 일만 계속
일어나는 것이다. 그래도 부부간에 즐기러 온 여행 걷기인데 재밌게 보
내야지 하는 마음에 술 한잔 마시고 홀가분하게 털었다. 생각하면 배만
아프지 별 뾰족한 수가 있겠는가. 긍정적으로 생각하면 샐리의 법칙이
일어나지 않을까. 이럴 때 쉴 때마다 큰 호흡을 하라는 것인가?

다음 날 아침, 통영 숙소에 있는데 다음과 같은 문자가 왔다. '죄송합니다. 부끄럽습니다. 그동안 고맙고 감사하였습니다. 남은 저의 아내에게 용기와 위로를 부탁드립니다. ○○○배상'이라는 문자였다. 몸이 오싹해지는 기분이었다. 여러분은 무슨 문자라고 생각하는가? 자살을 암시하는 문자였다. 그분은 태권도계에서 알아주시는 분이고, 대학교에서 교수로 재직 중이었다. 어떻게 이런 문자를 보냈는지. 황급히 지인에게 전화를 해보니 사망한 직후였다. 그 좋으신 분이 왜 이런 선택을 하셨는지 궁금했다. 아무리 힘들더라도 그냥 그렇게 사시면 될 일인데. 너무 안타까웠다. 하늘나라에서는 근심 걱정 없이 사시길 기원드린다.

통영 여행 걷기는 이런저런 사연들이 너무 많았던 것 같았다. 쉬면서 큰 호흡을 많이 하게 했다. 좋은 일이 있으면, 나쁜 일이 있는 것은 당연지사라고 생각한다. 머피의 법칙이 있으면 샐리의 법칙이 존재한다. 용기를 잃지 말았으면 좋겠다.

걷기와 뛰기의 운동에서도 호흡이 중요하다. 운동을 할 때는 중간중간 큰 호흡을 해야 된다. 들숨과 날숨을 하면 심폐 기능에 좋다. 불규칙적으로 박동하는 심장을 안정시켜준다. 운동 걷기는 가장 쉽고 간단하면서도 최고의 결과를 만든다.

올바른 운동 순서와 방법을 소개하자면 다음과 같다. 먼저 준비운동을 한다. 그 다음 유연성 운동, 유산소 운동, 무산소 운동(웨이트 트레이닝)

이다. 중간중간에 들숨 날숨의 큰 호흡을 한다. 호흡은 두 팔을 벌려 가슴을 열면서 들숨, 두 팔을 내리면서 날숨을 쉰다. 그러면 안정적 호흡으로 심폐 기능도 좋아져 혈액 순환이 잘된다.

피트니스장에서 기구 운동을 할 때도 호흡이 중요하다. 그냥 남 따라 마구잡이로 운동하면 역효과를 불러일으킨다. 정확한 기구 사용법과 호흡법을 알아둬야 한다. 헬스 기구는 사용하는 자세도 중요하지만, 호흡 방법이 매우 중요하다. 초보자이면 배워서 하길 추천한다. 헬스장을 가보면 잘못된 자세로 중량 운동을 한다. 기구 사용법과 호흡법을 숙지하고 운동하길 바란다.

장거리 여행 걷기를 하면 하루 6시간 이상은 걷는다. 많게는 8시간 이상 걸을 때도 있다. 이때 중간중간 휴식하면서 스트레칭하고, 큰 호흡을 하는 것이 좋다. 큰 호흡은 심폐 기능과 심혈관의 건강을 좋게 한다. 심혈관이 건강하면 심장마비, 뇌졸중, 동맥 질환의 위험도 줄일 수 있다고 한다. 장거리 여행 걷기는 자신만의 목표와 방향이 있어야 된다. 쉬면서 현재 위치도 파악하고 스트레칭하면서 큰 호흡을 하길 바란다. 자기의 몸과 신체 상태에 맞춰 중간중간 쉬어가면 되는 것이다. 남들이 재빠르게 앞서 간다고, 덩달아 갈 이유가 없다. 자신의 몸 상태를 생각하고 '쉬면서 스트레칭하고 큰 호흡을 하라. 원하는 대로 편안하게 걸어라. 그래야 진정한 걷기를 할 수 있다.'

08

목적지보다 걷는 과정을 즐겨라

장거리 여행 걷기를 할 때는 당일치기 하거나 숙박할 경우가 있다. 울타리에 갇혀 바쁘게 생활하는 직장인이 시간을 낸다는 것은, 작심을 하지 않고는 힘들다. 그렇지만 직장인이라면 법에 보장된 연차휴가를 알뜰하게 사용하길 바란다. 정부기관에서는 연차휴가 활성화 방안을 수립하고, 적극 시행하고 있지 않은가. 근로기준법상 보장된 연차를 적극 사용하는 것이 사회적 분위기이다.

연차를 내고 대한민국 어디든 걷고 싶은 곳을 다 걸어보자. 몸과 마음이 힐링되고, 더 좋은 창의적인 아이템이 떠오를 것이다. 몸속에 긍정 에너지가 발산되면, 더 좋은 결과를 만들 수 있다.

우리는 '일하기 위해서 쉬는 것인지, 쉬기 위해서 일하는 것인지' 구분이 안 될 때가 많다. 닭이 먼저인지 달걀이 먼저인지를 따지는 것과 같다. 수평저울과 같은 원리 아니겠는가. 일에 중점을 둔다면 일하기 위해 쉬는 것이고, 여행과 쉬는 것에 중점을 둔다면 쉬기 위해 일하는 것이라고 생각할 수 있다. 여행 걷기를 좋아하는 나는 솔직히 후자이다. 쉬면서할 수 있는 것이 얼마나 많은가. 직장이라는 굴레를 벗어버리고, 몸과 마음의 자유가 주는 풍요로움은 행복을 느끼게 한다. 직장의 업무와 상명하복의 관계에서 잠시라도 벗어나보자. 걸으면서 얻은 창의적 생각이 인생 1막 2장의 토대가 될 수도 있지 않은가.

쉰다는 것은 자연을 벗 삼아 산책할 수도 있고, 먼 친구를 만나 술도 한잔 나눌 수도 있다. 걷기를 좋아하면 하루 종일 걷는다. 복잡한 머릿속을비우고 새로운 것으로 채우며 생각할 수 있는 자유가 있다. 자연 속에서느끼는 평안함과 아늑함은 이루 다 말할 수가 없다. 이런 기분에 매료되어 계속 걷는 것이다.

2018년 12월 4일 2박 3일의 일정으로 제주도 올레길 장거리 여행 걷기를 갔었다. 나의 장거리 여행 걷기는 대부분 집사람과 동행했고, 앞으로도 그렇게 해야 된다. 노년에 밥이라도 제대로 얻어먹으려면 마땅히 함께 다녀야 되지 않겠는가. 세 자녀 중 딸은 둘이고, 아들은 하나인 나로서는 불편하다. 딸들은 엄마 편이고, 아들은 아빠 편이기 때문이다. 다른 집에는 딸도 아빠 편이라는데, 우리 애들은 엄마 편이다. 아들은 충북 청주에서 학교생활을 하고 있어, 나의 우군이 되어주지 못한다. 3대 1의 스코어에서는 불리할 수밖에 없다. 아들이 대학교를 졸업하고 곁으로 오면 상황이 좀 나아질는지 궁금하다.

이번 여행 걷기에는 올레길 마지막 코스인 21코스를 걸었다. 마지막이라는 생각에 걷는 발걸음은 가벼웠지만, 한편으로는 그동안 목적지만 생각하고 걸은 것이 후회스러웠다. 우리나라 최고라고 자부할 수 있는 제주도 올레길을 완주했는데도 어딘가 허전한 기분이 들었다. 다음에 꼭 다시 한 번 걷고 싶다. 한 달 살기를 하면서 올레길 완주를 해야겠다. 천천히 걸으면서 보고 듣고 느끼는 것이 중요한데, 올레길 구간 구간의 목적지에만 연연한 것 같다. 목적지에만 집착하고 무작정 걸은 것이 아쉽다는 기분이 밀려왔다. 좋은 추억을 사진으로 남겨두었지만, 인간은 망각의 동물 아닌가. 올레길을 걸으면서 느꼈던 상쾌하고 맑은 기분은 잊어버릴 것 같다.

21코스는 해녀박물관을 출발하여 낮물밭길, 별방진, 석다원, 토끼섬, 하도해수욕장, 지미봉 정상, 종달바당까지 12.3km의 비교적 짧은 거리이다. 체력이 된다면 제주도 올레길을 하루 20km가량 걷기를 추천한다. 6~7시간가량 소요되며, 원점 회귀, 식사, 숙박 등을 고려한다면 무난할 것으로 보인다.

지미오름에서 우도, 종달포구, 성산일출봉, 식산봉, 두산봉이 희미하게 보였다. 흐린 하늘에 이슬비가 조금씩 내렸었다. 준비한 우의를 꺼내 입었더니, 스치는 비닐 소리가 거슬렸지만, 지미오름에서 느끼는 풍광들이 불편함을 잊게 했다. 장거리 여행 걷기를 한다면, 한 개 2,000원짜리 우의도 한몫을 한다. 더 싸게 파는 곳도 있다.

지미봉 정상에 앉아 쉬면서 느꼈던 기분은 너무 좋았다. 연인들이 느낄 수 있는 첫사랑 감정만큼이나 부부애를 느낄 수 있었다. 올레길 21코스 종착지인 종달바당에 도착 후, 기념 인증샷을 여러 번 찍었다. '언제 또 오려나.'라는 생각에 감회가 새로웠다. 이렇게 장기간에 걸친 제주 올레길 걷기는 끝이 났지만, 뭔가 부족했다는 생각에 마음은 허전했다. 그래도 제주도 올레길 완주는 직장생활에서 얻은 스트레스를 해소해주었고, 부부애를 돈독하게 해준 계기가 되었다. 새로운 환경과 기분의 변화로 부부 금슬이 새록새록 좋아진다는 것을 알았다. 올레길 꼭 한 번 더 걸었으면 좋겠다는 생각을 했다.

마지막 올레길 완주를 마치고 숙소로 돌아왔더니, 먹고 마시는 것만 생각날 뿐이었다. 하루 종일 걸었으니, 몸과 마음은 지치고 배가 고팠다. 식당에서 먹는 흑돼지 삼겹살과 맥주의 맛은 어떤 것과도 비교할 수 없다. 한 잔 두 잔 연거푸 마신 맥주는 피로를 회복시켜주더니, 최고의 기분을 느끼게 해주었다.

걸으면서 얻은 것이 너무 많다. '목적지보다 걷는 과정을 즐겨야 한다.'
는 것이다. 목적지와 시간에 너무 연연하거나 구애받는다면, 자유로운
걷기가 아니다. 외부로부터 모든 참견을 끊어버리고, 나만의 자유로운
걷기를 해라. 목적지보다는 걷는 과정을 즐기길 바란다. 가는 곳마다 그
냥 지나치지 말고 모든 자연환경을 보고 듣고 느끼자. 오래 기억되도록
사진도 찍고, 자연과 사물에 대한 생각에 잠겨보길 바란다.

21코스를 걷고 있는데 부동산에서 전화가 왔다. 내놓았던 집이 계약되
었다는 것이다. 계좌번호를 알려주면, 매수자 측에서 가계약금을 송금하
겠다고 한다. 정말 기분이 좋았다. 살고 있던 아파트는 2층으로 32평이
었다. 비인기 저층이었다. 매도가 쉽지 않을 거라고 우려도 했었다. 그런
데 내놓은 집이 계약되었다는 소식에 홀가분했다. 걸으면서 기존 아파트
도 팔렸고, 살고 있는 아파트는 분양으로 당첨되었다. 몸과 마음의 여유.
자유로운 걷기가 행운을 가져다준 것이다. 사글세와 전세로 살았던 추억
들이 새록새록 떠오른다. 부동산에 대해서도 무지했었다. 그냥 돈만 벌
어서 아파트를 살 생각만 했었다. 부동산 어린이 '부린이'였다. 뒤늦게라
도 부동산을 공부하며 알게 되어 다행이라고 생각한다.

아파트 당첨을 위한 기도문을 베란다 큰 유리문에 부쳤다. '신이시여,
대구 수성구 ○○아파트 당첨을 기원드립니다. 저희 가족에게도 행운을
주십시오.'라고 써 붙였다. 그리고 수시로 글을 읽으며 마음 기도를 했었
다. 거짓말 같은가. 사실이다. 찍어놓은 사진도 있다. 그리고 수성구 알

파시티에 들어서는 신규 아파트에 분양 접수를 했었다. 발표 전날 모임에 참석하여 과음을 했는데도, 새벽 5시 30분에 눈이 번뜩 떠졌다. 아파트 추첨 발표일이었던 것이다. 컴퓨터를 켜고 확인해보니 당첨된 것 아닌가. 가슴이 콩닥콩닥 뛰고 터져나갈 듯이 기뻤다.

현재 살고 있는 집은 이런저런 스토리와 함께 분양받은 아파트다. 웃기지 않은가. 그러나 나는 믿는다. 글을 쓰면서 머릿속에 되새기는 것은 잠재의식을 확장한다는 것을 믿고 있다. 현재도 잠재의식 확장을 위해서 글을 써서 유리에 붙여놓았다. 또 다른 소망을 붙여놓았는데, 한번은 아파트 AS 팀이 방문했다. 유리에 붙여놓은 글을 보고는 살짝 웃었다. 백번 실패하더라도 한 번 성공하면 대박이지 않은가. 부동산을 모르면 3대가 고생한다는 말을 실감하고 있다. 걸으면서 생각하고 실천하면 좋은 결과가 올 것으로 확신한다.

우리는 하루하루 직장과 가정에 몰입하여 산다. 목적지와 종착지가 어딘지 생각할 여유가 없다. 노년에 성취한 목표가 행복을 줄 수 있을까? 젊음은 어디 있는가. 실패한다면 그동안 걸어왔던 과정은 무엇이란 말인가. 지나간 젊음은 어떻게 되겠는가. 그냥 잊어버리면 될 것 같지만, 한 번 사는 인생 너무 아깝지 않을까? 후회와 미련이 닥쳐올 수도 있다. 요즘 직장인들은 '남처럼 살다보면 되겠지.'라는 막연한 생각으로 직장과 집을 오가며 빈틈없이 빡빡한 생활을 하고 있다. '직장에서 주는 월급을 모아 잘 살아보겠다. 돈을 벌어서 부자가 되겠다.'라는 막연한 생각 때문에 인생의 과정을 잃어버리고 있다.

진정한 인생은 사는 과정을 즐기면서 목적지로 가는 것이다. 로봇이 배터리가 방전되면 멈추는 것처럼 인생의 종착점이 온다. 로봇은 충전을 하면 되지만, 사람은 땅속으로 가야 하지 않는가. 장거리 여행 걷기를 하면 다른 사람에 비해 도착시간이 더 걸리는 경우가 있다. 걸음걸이가 느려서 그런 건 아니다. 걸으면서 이곳저곳을 살펴보고 느낀다. 나무와 꽃들의 생김새, 돌과 흙의 모양, 냇가에서 들려오는 물 소리, 지저귀는 산새 소리, 바람 소리 등등 산과 들의 경치와 풍경을 마음껏 느끼기 위해서다. 눈, 코, 귀 등 오감을 이용하여 자연을 섭렵하고 싶었던 것이다. '목적지보다 걷는 과정을 즐겨라.'

5장

나이가 들수록,
아플수록 **걸어라**

01

안전한 흙길에서는 맨발 걷기가 좋다

   밤새 야간 근무를 하고 퇴근을 하였다. 잠을 청했지만 창문 밖의 밝은 햇살은 잠을 방해했다. 아침형 인간은 낮에 자는 것을 싫어한다. 아니 깊은 잠을 청하지만 못 이룬다. 몸의 피곤함은 밤잠을 자야 풀린다. 머리가 멍한 상태로 눈을 비비고 일어났다. 박카스 한 병을 따서 마시고, 커피 한 잔을 마셨다. 몸의 피로 회복이 훨씬 빠른 것을 느꼈다.

   비온 후 욱수골 산책로를 걸었다. 찍찍찍 짹짹짹 삐삐삐 지저귀는 산새소리가 요란했다. 졸졸졸 흘러내리는 냇가 물소리는 정겨움을 느끼게 하고, 푸른 나무 잎사귀가 터널을 만들어 햇빛을 가려주었다. 비를 맞은 나무와 풀들은 파릇파릇 성큼 자란 모습이었다. 축축한 땅에서 올라오는 흙내음은 농촌 시골길을 연상케 한다. '착착' 젖은 땅을 밟는 발자국 소리와 '툭툭' 거리며 돌을 밟는 발자국 소리가 대조적이었다.

60대 아주머니는 신발을 들고 맨발 걷기를 하며 내려오고 있었다. 비에 젖은 땅과 돌을 밟으며 조심조심 걷고 있었다. 발가락 사이사이에 진흙이 삐져나오도록 축축한 땅을 밟으며 맨발 걷기를 하는 것이었다. 마른 흙길보다 젖은 흙길은 맨발 걷기가 힘들다. 미끄러져 발목을 삐거나 다칠 수도 있으므로 조심해야 된다. 맨발 걷기의 고수가 아닌가 싶다.

산책로를 올라가는데 달콤하고 향기로운 냄새가 코끝으로 흘러들어오는 것이다. 아카시아 꽃 향기였다. '벌써 아카시아 꽃이 피었어.'라고 생각하며 주변을 둘러보았다. 아카시아 꽃이 꽃망울을 터트리기 시작했다. 이팝나무 꽃이 지기도 전에 아카시아 꽃들이 군데군데 핀 것을 보면서, 벌써 가정의 달 5월이 왔다는 생각이 들었다. 여름의 시작을 알리는 아카시아 꽃향기에 취해보자. 아카시아 꽃향기는 숲속을 걷는 사람만이 맡을 수 있다.

맨발 걷기를 하고 싶은 계절이다. 대부분 걷기를 위한 길은 인공적으로 조성된 곳이 많다. 지방자치단체에서 조성하지 않으면, 안전한 향토 흙길은 없는 실정이다. 도시 지역보다 비도시 지역인 농어촌은 자연적인 향토 흙길이 많다. 흙길에서는 신발과 양말을 벗고 천천히 걸어보자. 흙의 기운을 발바닥으로 받아들이면서, 걷는 것도 건강에 아주 좋다. 발은 제2의 심장이라는 말도 있지 않은가.

　Y. B.라는 분이 계신다. 젊었을 때 유도를 해서 힘이 세다. 과거 덤벼드는 범인들을 잡고 제압하면 꼼짝을 못 할 정도로 날렵했다. 평소 친하게 지낸 그분한테 전화가 왔다. 몸이 아파서 병원에 입원해 있다고 하기에 무슨 병으로 입원했냐고 물으니 백혈병으로 입원했다고 하셨다. '나이가 들어도 백혈병이 오는구나.'라는 생각을 하며 말을 이어갔다. "운동으로 걷기 좀 하시죠."라고 권유했더니, 다리의 근력이 약해져서 걸을 수조차 없다는 말을 했다. 갑작스럽게 몸이 안 좋아진 것을 전해 듣고 마음이 아팠다. 저렇게 누워 계시면 다리, 엉덩이, 허리 등 몸의 모든 근육과 인대가 더욱 약해져 더 걷기 힘든 것이 사실이다. 입원 중에도 복도를 왔다 갔다 하며 운동 걷기를 하면 좋다. 빨리 퇴원하셔서 꾸준한 걷기로 건강을 회복하시길 바란다.

　'맨발 걷기는 건강의 최고봉이다.'라는 말이 있지 않은가. 걷다가 안전한 흙길을 만나면 맨발로 걸어보자. 맨발바닥과 흙길의 만남은 발바닥 지압 효과를 발휘하여 머리끝에서 발끝까지 혈액 순환이 되도록 도와준다. 심장과 오장육부가 건강해진다.

　등산과 산책을 좋아하시는 분은 안전한 흙길 돌길을 만나면 자연스럽게 맨발 걷기를 해보라. 바다를 좋아하는 사람은 모래사장에서 맨발 걷기를 하면 된다. 30분씩만 걸어보자. 30분이 지겹다고 생각할 수도 있지만, 걸어보면 눈 깜박할 사이 지나간다.

H. H.라는 분은 과거 태권도를 오래 했으며, 등산을 좋아하셨다. 그런데 디스크로 인해 많은 고생을 하고 있다. 두 번의 수술을 했는데도 불구하고 허리에 통증을 느끼고 불편해한다. 모임에 오면 온돌방 바닥에 앉기가 힘들어 의자를 가져와서 앉아 있는 경우도 있었다. 운동을 좋아하시는 분인데, 허리 불편을 호소하는 모습이 안타까웠다. 빠른 쾌유를 빈다.

허리는 우리 몸의 기둥이다. 어릴 때부터 잘못된 자세와 생활습관은 척추와 관절을 힘들게 한다. 그래서 각종 척추 관절 질환이 온다. 직장에서나, 집에서나, 자동차에서나, 앉아 있는 모습은 일반적인 생활방식이다. 걷기가 절실히 필요한 시기가 되었다. 이제는 걷기도 열정과 간절함을 가지고 걸어야 된다.

과거 달성경찰서에서 근무할 때였다. 달성경찰서는 농촌과 도시가 혼합된 지역을 관할한다. 낙동강과 금호강도 끼고 있다. 요즘은 신도시가 많이 생겨, 과거에 비해 도시화가 많이 진행되었다. 현재는 방범용 CCTV, 보안등 같은 시설물들이 많이 설치되어 있지만, 10여 년 전만 해도 태부족했다. 그래서 농촌 비닐하우스에도 벌통을 훔쳐가는 사람, 참외를 훔쳐가는 사람 등 농작물과 관련된 절도범들이 간간이 있었다.

어느 날, 참외밭이 많은 하빈면 쪽으로 순찰을 하게 되었다. 참외밭 비닐하우스 문 앞에 카니발을 정차해놓고 뒤 트렁크 문이 열려 있는 것을 발견하였다. 직감에 '참외 절도범이다.'라는 생각에 순찰 차량을 급하게 세우고 현장으로 달려갔다. 현장을 목격한 우리는 깜짝 놀랐다. 여러분은 무슨 일이 있었다고 생각하는가? 남녀가 차량 내에서 연애를 하고 있었다. 그것도 뒤 트렁크를 열고, 그 위에 모기향을 피워놓고 말이다. 참 어이가 없었다.

창문을 두드리자 두 사람은 속옷을 찾아 입기 바빴다. 속옷은 작아서 찾아 입는데도 한참 걸렸다. 나중에 두 사람의 사연을 들어보니, 부부였다. 자녀들이 크다 보니 집에서 부부관계가 어려웠다고 한다. 공부하는 아이를 피해 조용한 참외밭으로 왔다고 했다. 자연과 함께하면, 몸과 마음이 최고 기분으로 바뀔 때가 있다. 자연 속에서 느끼는 자연의 바람과 햇살, 나무와 꽃들은 우리 몸과 마음을 흥분되게 한다.

생애 최초로 10일간 병원에 입원한 적이 있다. 119를 불러본 것도 지금까지 처음이었다. 머리를 들 수 없고, 말투가 꼬여 정확한 발음을 할 수가 없었다. 이런 경우는 난생처음 있는 일이었다. 사실 직장 내 외근 실적 때문에 무더운 여름철 내내 무리를 한 것은 사실이다. 자기 몸은 자기가 잘 안다. 의사는 전문 의학적인 지식으로 진료하긴 하지만, 기본적인 몸 컨디션은 자신이 잘 안다. 119에 실려 동산병원 응급실을 통해 입원했다. 온갖 검사라는 검사는 다했다. 청력까지 했으니 말이다. MRI도 몇 번 찍었으나, 아무 이상은 없었다. 약물과 주사 치료는 왜 없냐고 의사에게 물어보니, 이 질병은 수액만 맞고 괜찮아지면 퇴원하면 된다고만 말했다. 어눌한 말, 부자연스러운 신체 동작은 조금씩 나아지는 것 같았지만, 병원만 믿고 있을 수는 없었다.

아침저녁으로 입원실 복도를 통해 밖으로 나갔다. 대학병원을 몇 바퀴씩 돌고 팔굽혀펴기를 반복했다. 컨디션이 빠른 속도로 회복되는 것을 스스로 느꼈다. 그때 옆에서 간병을 하던 큰딸이 훌쩍훌쩍 우는 모습은 아직도 기억에 남아 있다. '야 임마, 울기는 왜 울어 맏이가….' 퇴원을 하는 날, 동산병원 근처에 있는 식육식당에 들러 아침 겸 점심으로 소고기 3인분을 집사람과 나눠 먹었다. 비싸서 많이 먹는 것도 부담이었다.

그 후 직장에 출근했는데, 한 직원의 "그러니까 무리하지 말라고 했잖아요."라는 말은 나의 귀에 와닿았다. 생애 최초 입원을 경험한 후에는 건강에 더욱 신경을 쓰게 되었다. 이때부터 과거에 주로 해왔던 격기 운동과 무산소 운동을, 걷기와 뛰기의 유산소 운동으로 탈바꿈하게 되었다. 그렇다고 근력 운동을 하지 않는 것은 아니다. 유산소 운동에 중점을 두고 조금만 한다는 것이다. 그리고 평평한 안전한 향토길을 만나면 맨발로 걸었다. 여러분도 흙길을 만나면, 맨발로 걸어보라. 발끝부터 머리끝까지 혈액 순환이 되어 상쾌한 기분을 느낄 것이다.

걷기는 쳇바퀴처럼 돌아가는 일상생활에서 벗어나, 근심 걱정을 버리고 자유인이 되는 것이다. 나 혼자 걷고, 나 혼자 결정할 수 있는, 자유로운 시간이다. 승용차를 타고 여행한다면 어떤가. 출발지와 도착지, 경유지에서 느끼는 즐거움밖에 없다.

차를 두고 홀로 떠나는 여행 걷기는 많은 자연과 사물들을 만날 수 있고, 많은 사람을 만나고 대화할 기회를 준다. 자연과 사물 등 모든 것들을 보고 듣고 느낄 수 있는 즐거움이 있다. 걷는다는 것은 장소와 시간의 자유로움을 느끼는 것이다. 새로운 마을에 펼쳐진 연못, 정자, 보호수를 보면, 어떤 역사의 마을인지 궁금해진다. 궁금증을 갖는 것도 재미있게 걷는 방법이다.

'걸으면서 안전한 흙길을 만난다면 맨발 걷기를 해보는 것이 어떨까?'

걷는 발 모양도 보고 흙에서 올라오는 차갑고 따스한 자연의 온도를 느껴보자.

02

걸으면서 스트레칭하는 방법

네이버 인플루언서(푸드 전문 블로그) 유또먹과 함께 '수성구1번지'라는 대형철판구이식당 체험 예약이 있었다. 오후 7시 40분에 예약인데, 너무 이른 시간에 도착했었다. 남은 시간을 보내기 위해 신천 둔치로 산책을 갔었다. 식당 근처 아주 가까운 위치에 있다. 신천 둔치에 들어서니 곳곳에 활기가 넘쳐나는 것 같았다. 많은 사람들이 분주하게 걷고 뛰는 모습은 인상적이었다. 저녁노을과 함께 점점 어두워지며 고즈넉한 분위기였다. 평온하고 편안한 분위기를 느꼈다. 유또먹은 휴대폰을 꺼내어 포즈를 취하며 사진을 찍어댔다. 걷고 뛰는 사람들에게 방해가 되지 않도록 조심스러웠다.

신천에 놓여 있는 돌다리를 밟고 건너가는데, 팔뚝만 한 잉어들이 줄줄이 떼를 지어 다녔다. 어떤 잉어는 신바람이 났는지 물 위를 폴짝 뛰어오른다. 많은 사람들이 힘차게 걷고 뛰는 모습을 보면서, 이제는 걷기가 대세라는 생각을 해보았다. 해가 진 오후의 신천 둔치에는 삼삼오오 대화를 하며 걷는 모습, 나 홀로 생각하며 걷는 모습, 강아지를 데리고 걷는 모습, 벤치에 앉아 휴식을 취하는 모습은 바쁜 하루를 보낸 후, 맛보는 여유로움이 아닐까.

신천 물길을 따라 걸으니, 산속 오솔길을 걷는 기분과 또 다른 색다른 기분을 느꼈다. 하루 뻐근한 몸을 풀기 위해 목과 팔, 다리를 쭉쭉 뻗어보았다. 졸졸 흐르는 신천의 물길을 보며 가벼운 스트레칭을 하니, 몸과 마음이 훌쩍 날아갈 듯한 기분이었다.

우리 몸에는 600개 이상의 근육과 200여 개의 뼈가 있다고 한다. 운동 걷기는 많은 근육과 뼈를 사용하는 만큼 걸으면서 하는 스트레칭은 근육과 인대, 척추, 관절 건강에 많은 도움을 준다. 스트레칭은 근육, 인대, 관절, 척추를 쭉 펴거나 늘려주는 운동이다. 평상시보다 신체의 활동과 가동 범위를 더 넓혀준다고 생각하면 쉽겠다. 스트레칭은 운동과 신체 활동으로 인한 부상도 예방하지만, 몸의 유연성 향상에도 많은 도움이 된다. 바닥에 넘어지거나 부딪치는 불의의 상황에서도 부상을 최소한으로 줄일 수 있다.

장거리 여행 걷기를 하다 보면 옷의 불편함보다 신발의 불편함이 많이 느껴진다. 옷은 자유롭게 벗고 입으며, 편한 옷으로 갈아입을 수 있다. 그러나 신발은 몇 개씩 챙겨갈 수도 없고, 무작정 구입할 수도 없는 입장이다. 신발은 발의 건강에 중요하므로 자기의 발에 맞춰 잘 골라야 한다. 디자인보다 발의 편안함을 위주로 선택하는 것이 좋다.

단순히 집 앞 30분 운동 걷기를 한다면, 평범한 신발을 신고 걸어도 큰 무리는 없다. 장거리 걷기를 할 경우는 신발의 선택에 관심을 가져야 한다. 신발의 편안함에 따라 신체 피로감에 차이가 많다. 가까운 평지를 걷는다면 큰 영향을 주지 않지만, 장거리 걷기를 하거나 오르막 내리막이 많은 코스에서는 트레킹 전문 신발을 구입하는 것이 좋다. 올라갈 때는 못 느끼지만 내려갈 때는 발가락과 발등, 발목에 많은 힘이 가해진다. 오래 걸으면 발과 발가락이 붓고 통증을 느낄 수 있다. 발의 통증은 몸 컨디션을 좌지우지할 수도 있다. 그래서 신발의 중요성은 여러 번 강조해도 지나치지 않다.

제주 올레길을 하루 30km 이상 걸은 경험이 여러 번 있다. '어떻게 걸을 수 있어?'라고 의문을 가질 수도 있지만, 하절기 이른 아침부터 오후 늦게까지 하루 종일 걸었다. 누구든지 가능하다고 생각한다. 몸이 녹초가 될 각오는 해야 되지 않겠는가. 우리는 제주도 한 달 살기를 하며 걸은 것도 아니었다. 직장인이 시간 내어 제주도를 오가기는 쉽지 않다. 그래서 한 번 갈 때 조금 욕심을 냈으며, 이왕 온 거 많이 걷자고 생각한 것이었다. 하절기에는 해가 길다. 마음만 먹으면 가능하다. 일찍 해가 뜨고 늦게 해가 진다. 체력만 된다면 누구나 가능하다. 한번 시도해보길 바란다.

제주도 올레길은 이른 아침 분위기와 오후 해 질 무렵 분위기는 사뭇 다르다. 바다를 벗 삼아 걸을 때 일몰을 만난다면 행운이다. 그 장관은 무엇과도 비교할 수 없을 정도로 아름답고 풍요롭게 느껴진다. 가만히 멈춰서서 보고 있으면 풍광에 빨려들어가는 기분이 들 정도로 아름답다. 휴대폰으로 찰칵찰칵 사진 찍기 바쁘다. 찰칵찰칵 소리가 듣기 싫다면 무음카메라 앱을 깔면 좋다. 남몰래 사진 찍기에 제격이다.

제주도 우도에는 우도초등학교와 우도중학교 두 개의 학교가 있다. 중학교를 졸업하면 유학을 가야 된다. 우도에는 고등학교가 없기 때문이다. 제주도 시내 고등학교로 유학을 가야 하는 실정이라고 한다. 우도 주민들은 머리 스타일이 똑같다고 한다. 우도에는 이발소가 한 곳뿐이라서 그렇다는 우스갯소리도 있었다.

이렇게 장거리 여행 걷기를 하려면 편안한 신발을 신는 것은 당연하지만, 넉넉한 음료수, 간식거리, 물파스, 상비약, 수건 등 필수품을 가방에 넣고 다녀야 한다. 목마르면 수시로 물을 마셔야 되고, 배고프면 간식을 먹어야 되고, 산모기에 물리면 물파스를 발라야 되고, 갑자기 위장에 탈이 나면 위장약을 먹어야 된다. 흐르는 땀을 닦아줄 수건은 필수 준비물이다. 가방을 메고 장거리 여행 걷기를 하면, 온몸에 피곤함을 느낄 수밖에 없다. 계속 걸으면서 통증을 느낄 수도 있다. 목, 어깨, 허리, 골반, 무릎, 발목, 뒤꿈치, 발가락 등등 온몸이 아파올 때가 있다. 그중에서 발과 다리 부위의 통증을 많이 느낀다.

걷다가 쉴 때는 항상 목부터 발목까지 온몸 스트레칭을 해줘야 한다. 온몸 스트레칭이 끝나면, 앉아서 신발을 잠깐 벗고 발과 뒤꿈치를 마사지해라. 발의 피로를 회복해주고 통증을 완화해준다. 그리고 준비해 간 파스를 붙이거나 바르면 된다. 중간중간 쉬면서 온몸과 발 스트레칭으로 몸의 컨디션을 조절해주길 바란다.

장거리 여행 걷기를 하다 보면 등산로 곳곳에 리본이 매달려 있는 것을 볼 수 있다. 주로 등산 동호회에서 많이 달아놓은 것 같았다. 매달려 있는 리본의 수를 보면 얼마나 많이 다녀갔는지 가늠할 수 있다. 등산보다 평지 걷기를 좋아하지만, 걷기 코스에는 산행이 같이 어우러진 곳이 많다. 등산을 하게끔 되어 있다. 제주도에도 많은 오름이 있다. 대부분의 올레길 코스에는 크고 작은 오름들이 자리 잡고 있다. 오름 정상에 서야 그 지역의 경치와 풍경, 풍광을 느낄 수 있는 것이다.

올레길을 걸으면서 리본을 만들어야겠다는 생각이 들었다. 집에 도착하여 옥션을 뒤져보았다. '등산 리본 깃발 제작' 하는 업체에 의뢰했더니, 100개 한 묶음에 32,000원이었다. 시안을 받아 한 번 수정한 후, 제작을 의뢰했었다. 결과는 만족을 주는 리본이었다. 요즘은 가방에 넣고 다니며 적당한 곳이 있으면 리본을 매단다. '대한민국 다 걷기. 수경이랑 은경이.'라는 리본이다. 등산 가방에도 매달고 다닌다. 여러분도 나만의 리본을 만들어보라. 기분이 새로워진다. 전국을 다니면서 매달려 있는 '대한민국 다 걷기. 수경이랑 은경이.' 리본이 매달려 있다면 떼어버리지 말고 힘찬 응원 바란다.

어떤 사람들은 이런 말을 한다.

"우리가 사는 곳은 걷기 위한 산책로가 없다. 차를 타고 나가야 된다."

그러나 경치 좋은 산책로, 물이 흐르는 둔치가 없더라도 운동 걷기에는 아무런 지장이 없다. 운동 걷기는 오로지 산과 들, 물이 있는 곳을 걷는 것만은 아니다. 경치와 풍경이 있는 곳은 시간이 허락할 때 걸으면 된다. 평상시에는 주변을 걷자. 살고 있는 집 근처에는 초·중·고등학교가 위치해 있을 것이다. 최소한 반경 몇백 m 안에는 분명히 학교가 위치해 있다. 교육법상 학교 설립은 당연한 것이기 때문이다. 저녁 시간에 근처 학교를 찾아 학교 운동장을 여러 바퀴 걸으면 된다. 운동을 위한 각종 시설물도 잔뜩 있다. 걸으면서 쉴 때는 운동 시설물을 이용하여 스트레칭 하는 것도 좋은 방법이다. 발을 힘차게 내딛으며, 사색하면서 걸어보자. 다른 사람이 모르는 걷기 행복감을 느끼게 될 것이다.

걷기는 직립보행을 위해 태어난 인간에게 최고의 선물이다. 걷기는 몸과 마음의 스트레스를 해소하고 심폐 기능을 향상시킨다. 그리고 근력 강화, 관절과 척추 강화, 체중 관리, 성인병 예방 등 크고 작은 효과들이 증명되었다. 걷기를 의학적인 면, 과학적인 면으로 깊게 파고든다면 복잡하기만 하다. 걷기는 단순하고 평범한 운동으로 이해했으면 좋겠다. 생활 속에서 얻은 스트레스를 걸으며 풀자는 것이다. '지금 많이 걸어야 노년에도 걸을 수 있다. 지금부터라도 많이 걷고, 힘들면 쉬어가며 스트레칭해보자.'

03

걸으면 긍정 에너지가 넘쳐난다

부산 갈맷길로 이동하던 중, 부산시설공단에서 운영하는 영락공원이 보였다. 사방을 둘러보니 규모가 엄청났다. 온 산자락이 공원묘지로 조성되어 있었다. 대전국립묘지에서나 느껴보았던 규모였다. 수많은 무덤과 비석은 나의 기분을 엄숙하게 만들었다. '노년 되어 죽으면 이런 곳에 비석 하나 세워놓고 생을 마감하겠지.'라는 생각이 머릿속을 스쳐갔다. 비석에 새겨진 내용을 카메라 줌으로 당겨 찍어보았다. 비석 정면에는 '학생 ○○○○ 지묘.'라고 적혀 있었고, 측면에는 출생과 별세 날자가 적혀 있었다. '고작 이것 남기려고 인생을 사는가.'라는 허무함이 느껴졌다.

보다 열정적으로, 하루를 1년과 같이 살아야겠다는 생각이 번쩍 들게 했다.

실제로 내가 책을 써야겠다고 마음먹은 것은 우연히 접한 한 권의 책 때문이었다. 김태광 저서 『100억 부자의 생각의 비밀』이라는 책에 있는 "묘비에 이름을 남기지 말고, 책에 이름을 남겨라."라는 말에 깊은 감명을 받았다. 그리고 "성공해서 책을 쓰는 것이 아니라 책을 써야 성공한다."라는 말은 나를 즉각 실행하게 만들었다. 과거부터 책을 쓰고 싶었지만 힘들었다. 감성은 있는데 문장력과 어휘력이 부족하다는 것을 알고 있었기 때문이다. 그러나 책은 문장력과 어휘력으로만 쓰는 것이 아니라는 생각을 갖게 되면서 용기를 얻은 것이다.

묘지에 넓은 비석을 세우고 싶다. 살아왔던 약력과 경력, 꿈, 소망을 다 넣었으면 좋겠다. 비석의 디자인과 문구는 미리 만들어놓아야 될 것 같다. 자식들이 돈 든다고 안 해주면 말짱 도루묵 아닌가. 걸으면서 부정보다 긍정 에너지가 앞선다는 것을 알았다. 긍정이 부정을 짓눌러 묻어버리는 것 같았다. 직장과 가정생활의 부정적인 생각은 걸으면서 다 날려버리고, 새로운 긍정의 에너지를 가득 채우길 바란다. 긴 세월의 직장생활로 인해 부정적인 면을 많이 접하고 볼 수밖에 없다. 업무의 특성상 어쩔 수 없는 것이었다. '부정적인 생각이 왜 이렇게 앞서지. 과거의 내 모습이 아닌데.'라는 생각을 무척 많이 했다. 그렇지만 직장이라는 게 나 혼자만의 일이 아니다. 가정과 가족이 있지 않은가. 절대 무시할 수 없었다. 당당하게 나의 인생을 살아보고 싶다. 울타리에서 벗어나고 싶다. 언젠가 기회가 된다면 당당한 새로운 모습을 기대해본다.

4월 중순 장인어른의 생신을 맞이하여 구미에 갔다. 장인 장모님 두 분이 단란하게 생활한다. 장모님은 젊을 때부터 선천적인 고혈압, 당뇨병을 앓고 계셔서 꾸준한 약물 치료와 걷기를 하고 있다. 장인어른은 활동력은 젊은 사람 못지않게 대단하다. 식성도 굉장히 좋다. 함께 술을 마시면 흥이 넘친다. 예전에는 운동 걷기, 장거리 자전거 타기, 헬스장 운동으로 건강을 챙겼다. 그런데 요즘은 운동을 잘 안 한다. 갑자기 심장에 이상이 생겼기 때문이다. 숨찬 운동을 하면, 협심증으로 가슴에 통증을 느낀다. 영남대학교 병원에 입원하여 시술을 했지만 실패했다. 그래서 장인어른은 코로나19가 끝나면 연세대학병원에서 수술을 하겠다고 한다. 평소 '아버님, 운동 걷기 좀 하세요.'라고 권유한다. 아버님은 예전처럼 나가기를 꺼리시는 것 같았다. 심장에 무리가 안 갈 정도로 평지를 가볍게 걸으시면 좋다고 말씀드렸다. 아파트 복도와 마당만 왔다 갔다 하시는 장인어른을 뵈면 안쓰럽게 느껴진다.

장인어른 생신을 맞이하여 세 딸들과 사위들이 집에 들렀는데 깜짝 놀랐다. 아버님과 어머님 영정 사진을 만들어 진열해놓으신 것이다. 아버님의 성격으로는 충분히 이해가 갔지만 의아했다. 자초지종을 들었더니 과거 20여 년 전에 찍은 온 가족 사진을 휴대폰 카메라로 찍어 사진관에

주었다고 한다. 그리고 사진관에서 포토샵 처리를 해서 영정사진을 만든 것이었다. 개당 5만 원씩, 10만 원이 들었다는데 보기에도 나쁘지 않았다. 어른들께서 미리 준비하는 모습을 보니 나의 노년 생활의 본보기가 될 것 같았다. '항상 웃으며 긍정적으로 사시는 아버님, 어머님 건강하시고 오래오래 사세요.'

"당신에게 정말정말 미안하오. 갑자기 협심증, 당뇨, 백내장으로 인한 시력 장애, 귀머거리, 소화 기능 악화 등으로 한꺼번에 질병이 닥치니 괴롭고 감당하기 어려웠소. 이제까지 내 질병으로 인해 귀찮게 굴어도 최선을 다해 위로하고 애써준 당신 정말 고마웠소. 지난날 잘해주지 못하고 지켜주지 못해 진심으로 미안하고 죄스럽기만 하네. 질병으로 인해 직장도 갖지 못한 삼식이를 위해 사랑으로 최선을 다해준 아름다운 마음씨는 나에게 애처롭게까지 느껴졌다오. 진심으로 사랑했고 미안하고 죄스럽고, 한없이 부끄러운 남편이었소. 나에게 짐은 다 내려놓고 부디 남은 여생 평안하기를 기원하오." 60대 남성이 실제로 쓴 글이다.

여러분은 무슨 글이라고 생각하는가? 유서라고 생각하는가. 아니면 고생하는 부인에게 고마움을 전하는 글이라고 생각하는가. 글을 쓴 남성은 공원 산책로를 걸으며 온갖 사색에 잠겼다. 긍정적 에너지가 생성되어 극단적 선택은 하지 않았다. 부인에 대한 고마움을 리얼하게 표현한 것이다. 여러분도 혹시 말로 표현이 힘들고 자존심이 상한다면 글로써 표현하는 것이 어떨까. 많은 질병을 앓고 있는 이분에게는 가장 필요한 것은 운동인 것 같다. 집 주변에 있는 공원, 학교 운동장, 아파트 주변 인도 등을 많이 걸어 다녔으면 좋겠다. 운동 걷기를 하라는 것이다. 그러면 긍정 에너지가 넘쳐날 것이다. 노년이 되면 한두 가지의 크고 작은 질병이 없는 사람이 있겠는가. 알게 모르게 다 있다. 모든 근심 걱정을 버리고 지금부터라도 걷기를 시작하자. 몸과 마음이 건강해야 긍정 에너지가 넘쳐난다.

2020년도에 작은 조부님이 작고하셨다. 각별하게 지냈던 할아버지가 병원에 입원해 계신 것을 알았지만, 곧 운명하신다는 연락을 받고 부랴부랴 쫓아갔다. 병실에서 눈을 감고 반듯이 누워계시는 할아버지를 보니 가슴이 찡했다. 이렇게 돌아가신다는 생각에 생사의 갈림길에 있는 할아버지의 모습이 불쌍해 보였다. 정말 열심히 사셨는데 생을 마감하시는 모습을 지켜보고 있으니 온갖 생각이 다 들었다. 옆으로 다가가 "할아버지, 수경입니다."라고 말을 하니 고개만 끄덕이셨다. "할아버지, 고향 합천에 같이 가셔야죠."라고 말을 했더니 또 고개를 끄덕하셨다. 나중에 알게 되었지만 사람은 사망하기 직전까지 청력은 남아 있다고 한다. 그래서 숨을 거두실 때까지 좋은 말, 하고 싶은 말을 계속하라고 한다. 직접 겪어보니 맞는 말이었다. 할아버지는 슬하에 다섯 자녀를 두었지만, 불의의 사고로 두 자녀가 먼저 하늘나라로 떠났다. 묵묵히 세 자녀를 키우시며, 세상 구경 제대로 못 하신 할아버지가 불쌍하다. '할아버지, 하늘나라에서는 건강하고 재밌게 사세요.'

걸을 수 있는 곳은 많아도, 걸을 수 없는 곳은 없다. 과거에는 자동차가 다닐 수 있는 길이 우선이었다. 지금은 사람이 걸을 수 있는 길을 만드는 것이 정책이다. 강변을 가로지르는 테크길 조성은 운동 걷기에 부응하는 것이며, 걷기 욕망을 충족시켜줄 수 있다. 과거보다 더 많이 안전하게 걸을 수 있는 길은 계속 늘어나고 있다.

걸으면 많은 사람을 만나고 사물을 본다. 걷는다는 것은 생각하고 의식할 수 있는 기회를 제공하는 것이다. 생각할 수 있다는 것은 즐거운 것이다. 생각할 수 있기에 치매도 예방되지 않겠는가. 걷다 보면 연인들이 걷는 모습, 부부가 다정히 걷는 모습, 아이들이 엄마 아빠 손을 잡고 걷는 모습, 강아지와 함께 걷는 모습 등 다양한 사람을 만나게 된다. 이런 모습들을 보는 것만으로도 우리는 행복감과 즐거움을 느낀다. 걸으면 걸을수록 긍정 에너지가 샘물이 솟아오르듯이 솟구칠 것이다. 그러면 스트레스도 해소하고 치매도 예방되어 건강한 100세 인생을 꿈꾸게 되지 않을까.

04

걷고 싶은 길을 걸어라

2021년 5월 5일자 〈매일경제신문〉 11면에 나온 "100세 건강 유지 비법"
이란 내용이 인상적이었다. 소개하자면 다음과 같다.

"가족, 친구들과 가깝게 지내라. 두뇌가 깨어 있게 지적 활동을 한다.
자주 웃고 유머감각을 갖는다. 계속 움직이고 운동을 꾸준히 한다. 의지
하지 말고 독립심을 유지한다. 균형 잡힌 식생활을 유지한다."

미국인 100세 이상 중 100명을 상대로 설문 조사한 내용이라고 한다.

어떤 과학자는 적절한 영양 섭취와 운동을 하면, 향후에는 추정 최대수명은 150세라고 하니 놀랄 만하다.

과거 61세가 되면 환갑잔치, 70세가 되면 칠순 잔치를 크게 했다. 친인척과 지인들을 초대하여 근사한 잔치를 했다. 주인공인 어르신께 선물과 함께 큰절을 드리고, 춤과 노래자랑을 했다. 현재의 사회 모습은 어떻게 변했는가. 90세 이상 건강하게 사시는 어르신이 너무 많다. 슬그머니 환갑잔치는 없어졌고, 칠순 잔치는 조용하게 가족 식사를 하거나 여행을 떠나는 분위기로 변했다. 의학 과학기술의 발달은 수명 연장을 가져와 점점 고령화되어가고 있는 실정이다. 우리나라도 초고령화 국가에 들어섰다니 현실이 실감나지 않는가.

이제는 숨만 쉬면서 오래 사는 것이 중요하지 않다. 자칫하면 가족들에게 민폐가 되고 경제적인 어려움에 봉착할 수도 있다. 그래서 수명이 다할 때까지 건강하게 사는 것이, 자신과 가족에 도움이 된다. 의료비로 지출하는 국가예산은 매년 급속히 늘어나고 있는 실정이라고 한다. 오래 사는 것보다 건강하게 사는 것이 더 중요하지 않을까? 걷고 싶은 길을 걸어보면서 몸과 마음의 건강도 지키고 스트레스도 해소하자.

홍도와 흑산도는 가보고 싶었지만 차일피일 미루기만 했었다. 이동시간도 길고 여객선 예약 등 제한이 있어 마음먹고 가지 않으면 안 되었다. 홍도의 깃대봉을 한번 올라가보고 싶었기 때문이다. 1박 2일 코스의 여행사의 일정에 맞춰 예약을 하고 리무진 관광버스에 몸을 싣고 떠났다. 장거리 여행에는 리무진 관광버스를 이용해야겠다는 생각이 들었다. 넓고 편안하여 안락함을 느꼈기 때문이다.

경유지인 목포 유달산에 도착하였다. 유달산을 오르는데 이난영의 〈목포는 항구다〉라는 노래 소리가 흘러나오는 것을 들으니 감회가 새로웠다. 정상에서 목포 시내를 내려다보았다. 목포신항만이 보였고, 많은 생명을 앗아간 세월호가 어렴풋이 보였다. 유달산 꼭대기에서 바라보는 목포의 모습은 바다 도시라고 할 만큼 생동감과 역동감이 넘치는 것을 느꼈다.

목포항에서 홍도까지는 2시간 30분가량이 걸려 홍도여객선터미널에 도착했다. 홍도는 1구와 2구로 나눠져 있다. 1구가 관광지 같은 기분이 든다면 2구는 한적한 마을이라고 생각하면 된다. 2구 숙소는 민박이 대부분이다. 숙소에 짐을 풀고 밖으로 나섰다. 걸으면서 해질 무렵의 마을 분위기와 경치를 구경하기 위해서였다. 낚시꾼들이 잡아놓은 방어들을 보니 '요즘 방어철이구나.'라는 생각이 들었다. 마을 전체를 천천히 걸으면서 홍도교회, 흑산도초등학교 신흥분교장, 홍도 등대 등을 둘러보니, 조용하며 아늑한 정겨움이 느껴졌다. 홍도 등대에서 보았던 일몰은 멋졌다. 떠다니는 조각난 구름 사이로 지는 해는, 작은 섬들과 어우러져 멋진 풍광을 연출했다. 생애 처음으로 홍도에서 맞이하는 저녁 노을의 아름다움을 만끽할 수 있었다.

다음 날 아침 일찍 깃대봉 등산을 향해 걸었다. 섬에서 맞이하는 아침 시간이라서 그런지 안개가 자욱했다. 오르는 등산로 곳곳에 짙은 안개가 바람에 휘날리고 있었다. 나무에서 떨어지는 물방울은 이슬비 같았다. 짙은 안개를 헤치고 가쁜 숨을 내쉬며 깃대봉 정상에 올랐으나 실망스러웠다. 짙은 안개로 앞을 볼 수가 없었다. 몰려든 안개는 깃대봉 정상에 더 심한 것 같았다. 365m의 홍도 정상 깃대봉 성취감과 운동 걷기에 만족하고 홍도 1구 방향으로 서둘러 내려갔다. 전망대에서 바라보는 홍도 1구의 풍경은 2구와는 대조적이었다. 1구는 도시의 분위가 느낀다면, 2구는 조용하고 안락하고 정겨운 농어촌 분위기가 물씬 풍긴다. 2구에 숙소를 정하길 잘했다는 생각을 해보았다.

일상 운동 걷기는 같은 길만 걷는다. 같은 장소에서 운동하는 경우가 많다. 틀에 박힌 운동 습관이 지겨울 수는 있다. 꾸준한 운동 습관에는 박수를 보낸다. 반복되는 일상 걷기를 벗어나, 다른 길을 선택하여 걸어 보길 바란다. 동쪽으로 걸었다면, 반대쪽 서쪽으로도 걸어 보는 것이다. 동서남북 다 걷다 보면 보고 듣고 느끼는 기분이 색다르다. 좋아하는 곳, 가보고 싶은 곳으로 장거리 여행 걷기를 떠나보면 어떨까. 단순히 눈으로만 보는 관광보다 천천히 걸으며 여행 걷기를 해보길 바란다. 장거리 여행 걷기는 몸과 마음의 스트레스를 해소하고 심리적 안정을 준다.

강함보다 부드러움이 이긴다는 말을 머릿속에 새기고 있다. 치아는 정말 강하다. 야물고 딱딱한 것, 쇠와 돌을 빼고는 다 씹어 먹을 수 있다. 그래서 치아는 충치도 생기고, 염증도 자주 생긴다. 심하면 크라운 치료, 임플란트 치료까지 해야 된다. 치과에 한 번이라도 가보지 않은 사람이 있을까? 진료를 받아보았을 것이다. 그러나 부드러운 입술은 어떤가. 혹시 입술이 아프고 병이 나서 병원에 가본 사람이 있는가. 실수로 내 입술 깨물어 피가 난 적은 있지만, 며칠이 지나면 완쾌된다. 연인들의 사랑에 사용되는 것은 별개로 한다. 그래서 이빨처럼 살지 말고 혀처럼 부드럽게 살라고 하는 것이다.

혀처럼 부드럽게 생활하기 위해 노력하지만, 급한 성격으로 인해 장애가 될 때가 많았다. 그래서 산과 들을 걷고 뛰는 것이다. 스트레스를 해소하는 것이 부드럽고 천천히 느리게 생활하는 것이었다. 스트레스는 성격을 급하게 만들고 과민하게 만든다. 이빨처럼 까칠한 성격으로 변할 수 있기 때문이다. 항상 걷고 뛰고 운동하면서, 자유롭게 걷고 싶은 길을 걸으면서 스트레스를 해소하길 바란다.

태권도 스승님이신 D. Y. 관장님은 태권도계를 은퇴하시고 세탁소를 운영하신다. 세탁소를 운영하시며 열심히 생활하시는 모습을 보면 존경스럽다. 세탁소업은 체력만 된다면 정년이 없는 일이다. 노년에 돈벌이도 괜찮고, 혼자만의 세탁업 CEO 아닌가. 어느 누구의 터치를 받을 필요가 없는 자유로운 업종인 것 같다. 사모님께서 도와주고 계시니까. 서로서로 의지하며 잉꼬부부처럼 건강하게 생활하셨으면 좋겠다.

사실 관장님은 나이보다 젊어 보이며 동안이다. 근육도 단단하고 몸 골격 각선미도 좋다. 그런데 과거 무릎이 안 좋아 수술을 하고, 요즘은 허리가 안 좋다고 한다. 몸에 무리가 가지 않는 평지 걷기를 많이 했으면 좋겠다. 무릎 관절과 허리 통증에도 많은 도움을 준다. 걷기는 기초체력을 키우고, 근육량도 키울 수 있다. 또한 갱년기 골밀도 유지에 많은 도움을 준다.

90년도까지만 해도 대구 달성공원 부근에는 뱀탕집이 수십 군데가 있었다. 살아 있는 뱀을 진열해놓기도 하고 직접 끓여 판매한다. 그 당시 바로 끓인 진탕은 한 사발에 10만 원이었고, 재탕은 한 사발에 5만 원이었다. 기력 회복을 위한 건강식품이었으며, 인기도 높았다. 돈의 여유가 있는 부자들은 뱀탕과 뱀 요리를 즐겨 먹었다. 서민들은 엄두도 못내는 고가의 건강 보양식이었다.

그래서 산에서 뱀을 잡는 '땅꾼'들은 포대에 수십 마리씩 잡아와 뱀탕집과 뱀요리 식당에 버젓이 제공했고, 그것으로 만든 요리가 판매되었다. 땅꾼은 돈벌이도 괜찮았다. 땅꾼에게 들은 이야기지만 뱀집(굴)을 발견하면 최소 수십 마리를 잡을 수 있다고 한다. 뱀의 특성상 한곳에 모여서 생활한다고 한다. 자루에 주워 담기만 하면 된다는 말에 신기할 따름이었다. 혹시 뱀의 '거시기'가 몇 개인 줄 아는가. 두 개다. 뱀을 잡는 땅꾼들한테 직접 들었고 보여주는 것을 확인했다. 무수한 세월 변화로 뱀에게 변이가 일어났다면, 몇 개인지 알 수 없다.

그러나 이후 '야생동식물보호법' 시행되면서 함부로 못 잡고 못 먹게 했다. 먹기만 해도 처벌하도록 한 것이다. 그때부터 야생동물을 건강식품으로 판매하던 업소들이 하나둘씩 없어졌다. 중년들은 운동은 뒷전이었고 이렇듯 건강 보양식품으로 건강을 유지하려는 하는 경향이 강했다. 자녀 교육과 먹고살기에 급급하다 보니 운동은 뒷전이었다.

현재는 100세 수명을 바라보고 있다. 여러 가지 건강식품을 복용하면서, 운동에도 많은 관심을 보이고 있다. 마냥 오래 사는 것보다 건강하게 오래 살아야 한다는 것을 잘 알고 있기 때문이다. 10대, 20대 젊은 층을 비롯해서, 중년, 노년 등 수많은 사람이 운동 걷기에 분주하다. 노래와 동영상을 들으며 걷는 모습, 어떤 생각에 잠겨 명상 걷기를 하는 모습, 각자 스타일대로 운동 걷기에 주력하고 있다. 걷기는 오로지 육체적 정신적 건강을 위하여 걷는 것이다. 이제 걷기는 운동의 한 종목으로 생각하고 실천해야 된다.

'걷는 자들의 길은 따로 없다. 당신의 걸음이 길을 만든다.'라는 말이 있다. 걷고 싶은 길을 선택해서 해가 뜨는 곳. 해가 지는 곳. 이곳저곳을 걸어보자.

05

고혈압 당뇨병도 걸으면 치유된다

성인병으로 분류되는 고혈압과 당뇨병 환자는 계속 늘어나는 추세다. 유전적 원인도 있지만, 식생활 습관과 과도한 스트레스와 운동 부족이 고혈압과 당뇨병의 발생 확률을 높이고 있다. 당뇨병은 고혈압보다 많은 관리와 주의가 필요하다. 주변에도 알게 모르게 고혈압과 당뇨병으로 약물 치료를 받는 사람이 많다. 주변을 살펴보더라도 선배, 후배, 친구가 약물 치료를 받고 있다.

질병관리본부의 통계에 의하면 우리나라 국민 열 명 중 한 명은 당뇨병 환자라는 국민건강통계가 나와 있다. 그리고 건강보험심사평가원에서는 고혈압과 당뇨병을 앓는 환자가 1,000만 명을 훌쩍 넘었다고 한다. 계속 증가되는 추세라니, 과히 일반 대중을 대표하는 질병, 국민의 병이라 할 만하다. 정부에서는 당뇨병 국민건강보험 적용 보험대상을 점차 확대하고 있는 추세라고 한다. 당뇨병은 합병증으로 인해 각종 질환을 유발하고 있다. 매일 꾸준한 약물 치료와 규칙적인 운동으로 건강 관리를 해야 된다. 걷기와 뛰기 등 유산소 운동은 당뇨병, 고혈압과 같은 성인병을 예방하며, 앓고 있는 환자에게는 치유의 도움을 준다.

운동할 시간이 없다고 핑계를 대지 마라. 핑계 없는 무덤이 어디 있겠는가. 지금 당장 걷는다면, 나의 건강을 지키는 최선의 선택을 한 것이다.

2018년 ○월 ○일 늦은 밤, 성서공단네거리 부근에서 승용 차량이 혼자 인도블록을 충돌한 교통사고가 있었다. 남들이 보기에는 술 취한 사람의 음주 교통사고로 비칠 뻔했다. 60대 남성은 운전석에서 앉아 몸을 가누지 못해 안절부절못했다. 묻는 말에 횡설수설하므로 음주운전이 의심되었다. 감지를 하였으나 술은 마시지 않았다.

평소 당뇨병을 앓고 있다는 운전자의 말을 들으니 '아 저혈당 쇼크구나.'라는 생각이 번쩍 들었다. 현장으로 출동한 119대원이 혈당체크를 하니 아나나 다를까 혈당수치가 40mg/dL로 저혈당이었다. 119구급대원이 현장에서 환자 입속으로 액체의 약물을 넣어 마시게 했더니, 잠시 후 정신을 차리는 것이었다. 바로 병원으로 후송했다. '저혈당으로 인한 쇼크가 이렇게 무섭구나.'라는 생각이 들었다. 대형사고로 이어질 뻔했으니 말이다.

당뇨병과 고혈압 환자는 꾸준한 유산소 운동이 꼭 필요하다. 만약 당뇨병 저혈당 환자가 운동 중 현기증, 식은땀 등 증세를 느끼면 스스로 응급처치를 해야 한다. 운동복 주머니에 사탕 몇 개를 꼭 넣고 다니길 바란다. 무겁지도 않고 간편하다. 먹었는데 회복이 안 되면 병원에 가야 된다.

여러분도 걷기와 뛰기 운동 중 혹시 저혈당 쇼크 증세가 오면, 119로 신고해서 응급조치를 받아라. 119시스템을 이용하면 간단한 응급조치를 받을 수 있다. 응급조치 후, 환자의 상태에 따라 전문 병원으로 후송해준다. 많은 도움 받기를 바란다. 우리나라 좋은 나라 대한민국 아닌가. 정부에서 만들어놓은 각종 시스템을 잘 알고 적절히 활용하는 것이 현명하다.

내가 살고 있는 집 근처에는 걸을 수 있는 곳이 많다. 매호천을 따라 걸어 내려가면, KTX와 GTX, 새마을호, 무궁화호 열차가 달리는 모습을 볼 수 있다. 인근에는 옛 추억을 품고 있는 고모역이 있으며, 역사의 뒤안길에서 '고모역복합문화공간'으로 활용하며 무료 개방하고 있다. 역사가 깃든 곳이다. 2023년에는 구미에서 경산까지 잇는 광역철도가 개통

한다. 그에 발맞춰 일부에서는 고모역 재개통을 원하는 지역 주민도 있다. 인접한 곳에 지하철역이 있어 성사 여부는 불투명하다. 고모역 주변에도 걸을 수 있는 길이 많다. 맞은편 작은 냇가를 따라 걸으면 연호산, 모봉, 형봉, 제봉을 만난다. 2군사령부가 위치한 산책로이지만, 이곳 오솔길을 걷는 기분은 여느 산보다 정겹다.

이렇게 매호천을 따라 걷다가 남천에서 되돌아오면 1시간가량이 소요되므로 하루 운동량으로 적당하다. 같은 길이 지겨울 때는 반대 방향으로 걷는다. 그러면 삼성라이온즈파크, 연호지, 대덕지를 볼 수 있다. 몸과 마음의 건강도 챙기고, 다른 사물을 보는 느낌도 더 좋은 운동 걷기라 할 수 있다.

1994년 구미 황산동에서 효성헬스클럽이란 상호로 조그마한 체력단련장업을 했었다. 현재는 피트니스센터라고 부른다. 20대의 젊은 패기로 운동 욕심이 많았다. 태권도장, 검도장, 헬스장을 오가며 운동을 했으니 과거 나의 체력도 대단했다. 근력 운동을 할 때는 근육량 향상을 위해 단백질 보충제를 먹는다. 프로틴이라고 하는데 대부분 미국 수입이 많았다. 왜관 미군부대 근처에 미국산 프로틴을 구입하러 갔던 생각이 떠오른다.

과거의 나의 꿈은 많은 돈을 벌어서 스포츠센터를 하는 것이었으나, 성취하지는 못했다. 그러나 투잡으로 시작한 효성헬스클럽, 호키스피드 태권도장, 월서태권도장를 운영하는 것만으로 꿈은 이뤘다고 자화자찬한다. 돈이 있어야 꿈이 이뤄질 줄 알았는데, 돈이 없어도 꿈은 이룰 수 있었다. 작은 꿈 말이다. 항상 나를 응원하면서, 경영자, 운영자가 되어준 집사람에게 감사할 뿐이다.

어릴 때부터 활동적이고 활발한 성격이었고, 운동도 좋아했었다. 그런데 나에게도 고혈압이라는 질병이 찾아왔다. 건강검진을 하는데 혈압이 140mmHg 이상이 나온 것이다. 이해할 수 없었다. 꾸준히 운동을 해오고 있었기에 측정 결과에 의구심이 들었다. 2차 검진에서도 수축기 혈압이 140~160mmHg이 나왔다. 약을 복용하자는 의사의 말에 동의를 할수가 없어 차일피일 미루었다. 두 달 후 혈압 측정에서도 똑같이 고혈압이었다. 현재는 의사의 권유로 혈압약 8mg을 복용하고 있다. 당뇨병은 없다고 하나 위험인자라고 하니 불안했다. 부모님들이 고혈압과 당뇨병을 앓았으니 유전인자는 있을 수도 있다. 그래서 하루도 빠지지 않고 걷기와 뛰기 등 유산소 운동과 가벼운 웨이트 트레이닝을 하고 있다.

과거에는 태권도와 검도 등 격기 운동과 근력 운동에만 집중했다. 밤새 야간 근무 후 퇴근하면서 웨이트 트레이닝 중량 운동을 무리하게 한것도 사실이다. 눈동자가 홍당무처럼 빨갛게 변하기도 했었다. 몸과 마음이 피곤한 상태에서 하는 운동, 욕심만 앞서는 운동은 자제해야 된다. 몸이 피곤할 때는 힘을 많이 쓰는 무산소 중량 운동보다 걷기, 가벼운 뛰기와 같은 유산소 운동을 추천한다.

당뇨병의 위험인자는 과체중, 고혈압 등이다. 체중을 76kg에서 71kg 이하로 줄였다. 체중을 줄이니 얼굴과 목에 주름이 생겼다. 건강을 위해서 주름쯤은 감수해야 되지 않겠는가. 자나 깨나 체중 71kg 이하만 생각한다. 술을 좋아하는 사람으로 많은 애로사항은 있지만, 체중 관리와 운동은 잊지 않는다. 고혈압은 당뇨병의 위험인자라고 하니 더욱 신경을 쓰며 부지런히 운동하고 있다. 오늘도 40분가량 걷고 뛰고, 가벼운 웨이트 트레이닝을 했다.

여러분은 모친에게 전화가 오면 깜짝 놀라는가? 나는 가슴이 콩닥콩닥 뛴다. 무슨 일이 있는가. 걱정이 앞선다. 모친은 평생 고생만 하셨다. 세상에 있는 온갖 장사라는 장사는 다 해보셨다. 1980년도에는 달성공원에서 물방개 놀이도 했었다. 큰 물통 안에 갇힌 물방개가 헤엄쳐 가는 길을 맞추는 게임이다. 야바위로 적발되어 유치장에서 구류를 사신 적도 있을 만큼 생활력이 강했다. 지금 생각하면 웃음밖에 안 나온다. 요즘도 새벽 4시 30분에 알람을 맞춰 놓으셨다.

운동을 모르고 사시는 엄마를 항상 걱정한다. 뵙거나 통화할 때마다 운동 걷기 좀 하시라고 권하지만 모친은 나름대로의 생활 패턴이 있다. 주변의 권유에도 실행 안 하시는 것이 안쓰러울 뿐이다. 그나마 칠성시장, 서문시장을 오가며 걷기가 유일한 운동인 것이다.

모친은 뇌경색, 고혈압, 당뇨병을 앓고 계신다. 한 달에 한 번 병원에 진료를 받고 약을 타신다. 주변에 온갖 병원이 다 있는 것이 다행스럽다. 평생 뒤도 돌아보지 않고 앞만 보고 사시는 엄마에게 박수를 보낸다. '엄마 고생했어요. 사랑합니다.'

고혈압, 당뇨병 환자는 운동하고 관리하면 치유될 수 있다. 하지만 치매 환자는 예방이 우선이다. 치매 환자는 보호자에게 많은 짐을 주고 있다. 잔병에 효자 없다는 말이 있지 않은가. 약물 치료도 필요하지만, 운동 걷기는 필연적, 근본적 운동 치료법이다.

현대 의학의 발달로 초고령화가 되었다. 수명이 계속 늘어나고 있는 것이다. 좋은 일인지 나쁜 일인지 알 수 없지만, 눈앞에 다가온 현실이다. 노년으로 마냥 세월을 보내야 하는 것은 허무한 인생이다. 과거 왕성한 사회 활동을 하다 집에서만 있으면 인지 능력, 운동 기능 저하로 각종 질병에 걸릴 수 있다. 음식량 조절과 지속적인 운동이 필요하다.

운동 걷기는 고혈압, 당뇨병, 심혈관 질환, 치매 등 각종 질병을 예방하고, 앓고 있는 질병도 치유할 수 있다. 걷기만 해도 치유된다는 것을 믿어라.

06

아파트에 산다면 계단 걷기도 괜찮다

2013년 5월 13일, 통영 사량도를 산행하였다. 돈지마을에서 시작하여 지리산, 가마봉, 옥녀봉과 출렁다리를 지나 금평리 마을로 내려갔다. 이쪽 돈지마을에서 저쪽 금평리 마을까지 능선을 타고 가는데 4시간가량이 걸렸다. 사량도 경치와 풍경을 보고 듣고 느끼기 위해서 천천히 걸었다. 목적지를 뒤로 한 채 쉬엄쉬엄 걷는 기분도 즐길 만했다. 사량도는 100대 명산이라고 하였으나, 절벽 아래로 보이는 낭떠러지는 두려움을 주었다. 가마봉에서 옥녀봉으로 내려가는 직각 계단은 머리가 핑 돌 정도였다. 계단 밑으로 보이는 높은 절벽을 내려다보니 '굴러 떨어지면 하늘나라로 가겠구나.'라는 생각이 들었다. 고소공포증이 심한 나에게 발과 다리가 꼼짝달싹 못 하게 만들었다. 남들이 없었기에 망정이지 창피스러운 일이었다. 난간을 양손으로 꼭 붙잡고 엉덩이는 계단에 끌며 한 칸 한 칸 내려갔다. 먼저 내려간 집사람은 내 모습이 우스꽝스러웠는지 사진 찍기에 바빴다. 사량도 지리산 출렁다리는 작은 산봉우리와 산봉우리 사이를 연결하였다. 그 높이만큼 돌산 사량도와 바다의 풍경은 여행 걷기를 만족하게 했었다.

아파트 상가에서 부동산 영업을 하는 M. G.라는 여성이 있다. 사무실에 커피를 한잔 마시러 갔더니 얼굴이 홀쭉한 모습이었다. 이유를 물었더니 아파트 계단 걷기로 체중 관리와 다이어트를 하고 있었다. 퇴근 후, 저녁 시간을 이용하여 1층부터 20층까지 오르락내리락을 반복한다고 했다. 색다른 운동 방법이라는 생각이 머릿속에 스쳐갔다. 사실 계단만 걷는다는 것은 지겹고 힘들다. 오를 때는 숨이 벅차고 허벅지 등 다리가 많이 아프다. 내려갈 때는 무릎 관절과 장딴지에 무리가 간다. 대부분의 사람은 계단 오르기를 꺼린다.

그렇지만 심폐지구력 향상과 하체 근력 운동에 관심이 있다면 한번 시도해보길 바란다. 계단 걷기는 허벅지와 장딴지 근육 발달에 좋다. 같은 장소와 공간을 오르고 내리는 계단 걷기에 싫증을 느낄 수도 있지만, 나만의 스타일로 걸으면 된다. 무작정 걷는 것보다 재밌는 계단 걷기로는 스마트폰과 이어폰, 블루투스를 이용하면 덜 지겹게 느껴진다. 좋아하는 노래, 관심 있는 영상을 보면서 계단 걷기를 하면 1시간은 훌쩍 지나간다. 아파트 계단을 혼자 걷는다며 큰소리로 스피커 사용하면 안 된다. 소음공해로 민원이 들어올 수 있지 않겠는가.

산책하다 보면 간혹 스피커를 크게 틀어놓고 걷는 사람이 많다. 이쪽 저쪽에서 들려오는 스피커 소리는 운동 걷기를 방해하며 눈살을 찌푸리게 한다. 자연을 벗 삼아 걷는 사람은 산과 들에서 들려오는 지저귀는 산새 소리, 바람 소리, 냇가의 물소리, 귀뚜라미 울음소리. 자연 속 정겨운 소리를 좋아한다. 노래를 듣고 흥을 내고 싶다면 이어폰, 블루투스를 사용하면 좋겠다. 걷기는 일반인에게 대중화된 만큼 걷는 예절도 필요할 때이다.

아파트 계단은 한 개 층을 올라가는 데 평균 20초가량 걸린다. 20층 아파트에 산다면 올라가는 데 5분, 내려가는 데는 더 적은 시간이 소요된다. 다섯 번만 왕복하면 40분 유산소 운동과 하체 근력운동에는 제격이다. 비가 오나 눈이 오나 바람이 부나 날씨에 전혀 영향을 받지 않는다. 한 번 실천해보길 바란다. 계단 걷기를 끝내고 집에 들어오면 가벼운 스트레칭을 해주면, 근육과 관절의 피로를 푸는 데 효과적이다. 계단 걷기를 하면 그다음 날 허벅지와 장딴지 부위에 근육통을 느낄 수 있기 때문에, 가벼운 스트레칭은 근육 통증을 미연에 예방할 수 있다. 본인들의 체력과 신체 조건에 따라 계단을 올라가면 된다. 관절이 약하다면, 승강기를 타고 내려가는 방법도 있다.

　나이에 따라 걷는 장소와 방법은 다르다. 관절에 약하거나 노년분들은 계단 걷기는 무리한 운동일 수 있다. 젊을 때의 욕심을 버리고 쉽고 편안하고 안전한 평지 길을 선택해서 걸어보자. 아직 젊음과 패기가 남아 있는 분들이라면 걷고 싶은 길을 걸으면 된다. 그래서 젊음이 최고라고 말하지 않는가. 걸을 수 있을 때 많이 걷자는 말이다. 나 또한 대한민국 다 걷기 프로젝트를 꼭 성공하고 싶다. 유럽은 못 가도 대한민국 다 걷기는 현재 진행형 목표다.

　제주도 우도는 올레길 1-1코스다. 우도 여객선은 그날의 풍랑주의보 등에 따라 운항 여부를 결정한다. 한 번 미뤄진 우도 걷기가 올레길 끝 무렵 완주를 했다. 우도항에서 내려 걷는데, 60대 중반의 부부를 만났다. 먼저 올레길 다 걷고 마지막으로 우도에 들어왔다고 하며, "한라산 둘레길도 걸어보셨어요? 거기도 좋아요. 시간 내서 한번 걸어보세요."라고 말을 건넸다. 서로 부부지간에 걷는 것이 공감되었는지 제주도에 대한 많은 정보를 주고받았다.

　제주도 동백길, 들오름길, 사려니숲길은 한라산 둘레길이 있으며, 지 꺼진 둘레길이라는 곳도 있다. 제주도 여행을 오면 잠깐 들렀던 곳이었으나, 장거리 여행 걷기는 못 했었다. 이 글을 쓰고 나면 걸을 계획이다.

제주도 올레길을 걷기를 할 때면 2박 3일 일정으로 갔다. 처음에는 산과 바다가 있는 근처 경치 좋은 펜션을 많이 이용했다. 숙박비는 대부분 10만 원 전후이다. 처음에는 경치가 좋아 한적한 변두리 쪽을 이용하다 마음이 바뀐 것이다. 걸으면 볼 수 있는 경치와 풍경인데 굳이 한적한 곳에 숙소를 정할 필요가 없었다. 숙박비가 싸고 먹고 마실 수 있는 식당이 즐비한 신제주 중심가를 택하게 되었다. 젊음이 넘치고 활기찬 거리다.

　어느 날 숙박업소에 짐을 풀고 지친 몸으로 5층 승강기 앞에 서 있었다. 젊은이가 넘치는 연동 바오젠거리에서 먹고 마시기 위해서였다. 승강기에서 내리는 사람을 쳐다보니 고등학교 친구인 것이다. 서로 눈이 휘둥그레지며 반가워하며 악수를 했었다. '세상이 참 좁구나.'라는 생각을 했다. 그 친구는 걷기와 산행을 좋아한다. 백두대간 종주를 다 했고, 전국 방방곡곡을 다니면 산행을 한다. 그날도 등산 가방을 메고, 한라산 등산을 왔다고 했다. 그 친구는 진정한 걷기의 고수다.

　60세 이후 은퇴한 사람이라면 부부와 함께 여행 걷기를 해보자. 걷기는 도파민·세로토닌·엔도르핀을 생성하여 기분을 좋게 하고, 부부에게는 사랑 감정을 느끼는 옥시토신을 증가시킨다고 한다. 부부와 함께 걸으면서 건강도 챙기고, 부부 애정도 느껴보자. 나이 들면 걷기처럼 좋은 운동이 어디 있겠는가. 마음만 먹으면 걸을 수 있다. 신발 한 켤레, 옷 한 벌만 있으면 폼 나게 걸을 수 있다. 몸과 마음이 하늘로 날아다니는 듯한 홀가분한 기분을 느낄 것이다.

음식량을 줄이거나 골라서 먹는 식이요법만으로는 건강을 유지할 수 없다. 우리 몸은 가만 있으면 근육과 인대는 수축하고, 관절의 기능이 떨어진다. 나이가 들수록 많이 걷고 활동하길 바란다. 사용하는 근육은 발달할 것이고, 가만히 있는 근육은 기능이 떨어진다. 식이요법은 젊은 사람은 가능하지만, 나이 든 노년의 식이요법은 존재하지 않는다. 잘 먹고 잘 걷는 것이 건강을 지키는 최선의 방법이다.

직장과 가정생활로 너무 바쁜 현대인들에게는 시간을 들여 운동하는 것이 힘들다고 한다. 나 또한 직장생활과 가정생활로 인해 하루하루가 힘들었다. 돌이켜보면 총알같이 지나간 세월이 후회스러울 때도 있었다. 그러나 운동은 하루 최우선 순위로 두었다. 시간과 장소, 날씨에 따라 운동 방법은 다르다.

시간이 없으면 지금 살고 있는 아파트 계단 걷기를 추천한다. 아무런 기술이 필요 없으며, 계단을 오르고 내리기만 하면 된다. 힘들면 천천히 오르고 내려오면 되지 않는가. 지친다면 난간을 잡고 오르고 내려오길 바란다. 폼 나는 운동은 아니지만 건강이 첫째 아니겠는가. '건강을 잃으면 다 잃는다.'라는 말을 명심하고 몸과 마음의 건강을 챙기자. 계단 걷기 운동은 심폐 기능과 폐활량의 증가로 심장을 빨리 뛰게 한다. 혈액 순환을 원활하게 해서 심혈관 질환 예방에 많은 도움을 준다.

계단 걷기는 하체 근육인 허벅지와 장딴지, 엉덩이 근육을 골고루 사용하므로 근육 발달에도 많은 도움을 준다. 하체 근육이 무너지면 상체 근육까지 무너진다. 나는 지하철을 타고 출퇴근을 할 경우, 에스컬레이터보다 계단을 이용한다. 복잡한 에스컬레이터에 가만히 서 있으면 답답하다. 계단을 이용하면 자유로운 발걸음에 제한을 받지 않고 자유롭고 편안하게 걸을 수 있다. 걸음 수도 점점 늘어나, 만 보 걷기는 수월해진다.

내가 사는 집은 4층이다. 무거운 짐이 있을 때는 승강기를 이용하지만, 가급적 계단을 이용한다. 출퇴근할 때나, 볼일을 보러 다닐 때, 쓰레기를 버릴 때도 계단을 이용한다. 처음에는 힘들고 귀찮게 느껴졌지만 이제는 계단 걷기가 습관화되었다. 승강기를 기다리는 시간에 조금 더 걷는 것을 선택한다. '인간은 걸을 수 있는 만큼만 존재한다.'라는 말이 있지 않은가. 걸을 수 있다는 것은 건강한 것이며, 걸을 수 없다는 것은 건강을 잃은 것이다. 몸이 지치고 힘들고 아프더라도, 걸으면 기력을 회복할 수 있다. 힘차게 걸어보자.

07

스트레스는 만병의 원인이다, 힐링 걷기를 해라

　2020년 2월 발병한 코로나19는 일상생활은 물론이고 사회 곳곳에 많은 변화를 가져왔다. 입과 코, 얼굴이 가려진 마스크로 인해, 상대방 눈동자를 보며 사람 얼굴과 인상을 가늠하고 대화를 이어간다. 이제는 크게 불편함을 느끼지 못할 정도로 모든 사람들이 적응하며 일상화되었다. 처음 마스크 착용 당시 누군지 몰라 몇 번이고 빤히 쳐다봤다. 그러나 현재는 상대방의 눈빛과 목소리로 알아차린다. 눈동자를 보고 홍채 생체인식 기능이 발동하는 것이다.

　2022년이 되어야 마스크를 완전히 벗을 수 있다고 전문가는 추측하고 있다. 코로나19는 그 동안 바쁘게 빠르게 살아온 우리 일상생활을 천천히 느리게 만들고 있다. 이런 생활 패턴의 변화는 많은 스트레스를 줄 수도 있다. 스트레스는 만병의 원인이다. 직장, 가정, 일상생활에서는 얻는 스트레스는 우리의 몸과 마음을 병들게 한다. 어떤 사람들에게는 두통, 위장병, 불면증, 근육통까지 일으키고 있다. 병원을 찾아 진료 후 약물 치료를 해도 호전이 없는 경우도 있다. 두통, 위장 장애는 자주 겪는 스트레스 후유증이다.

성격이 급한 나는 유독 스트레스가 심했다. 느긋하게 천천히 생활하는 사람을 보면 답답함을 느끼기도 했다. 요즘은 스트레스는 덜 받는다. 좀 더 천천히 한 템포 늦춰 행동하기 때문이다. 꾸준한 힐링 걷기와 운동은 몸과 마음의 스트레스를 없애주었다. 현재도 일상생활 걷기, 운동 걷기, 장거리 여행 걷기 등 힐링 걷기를 꾸준히 실천하고 있다. 걷기는 몸과 마음의 스트레스를 치유해주었으며, 직장과 가정생활에 활기찬 에너지를 듬뿍 심어주었다. 걸을 수 있을 때 더 많이 힘차게 걷고 싶다. 오래오래 걷다가 하늘나라에 간다면 염라대왕이 칭찬해주지 않겠는가. '힐링 걷기를 더 해야겠구나. 이승으로 내려가 더 많이 힘차게 걷고 오너라.' 〈신과 함께〉 영화에 나온 것처럼 말이다.

하루 1만 보에서 2만 보까지 생활 걷기와 운동 걷기를 실천하고 있다. 장거리 여행 걷기에서는 5만 보를 거뜬히 걷고 있으며, 내일은 어디를 걸을지 생각하고 있다. 습관화된 힐링 걷기는 오래도록 하고 싶다. 생각이 바뀌면 행동이 바뀌고, 습관이 바뀌면 운명이 바뀐다고 하지 않는가. 걷기도 생각하면 행동이 되며, 습관화된다면 건강한 100세 인생을 살 수 있다.

조카는 현재 고려대학교 4학년에 재학 중이며 올해 군 복무를 마쳤다. 그러나 취업을 위해 공기업, 사기업 이곳저곳에 입사 원서를 내고 있다. 신경을 많이 써서 위장 장애가 왔다고 한다. 혼자 서울에서 학교생활 잘하는 모습은 대견스럽지만, 졸업을 앞둔 취업 스트레스가 몸과 마음을 괴롭히고 있다. 고려대학교 캠퍼스 힐링 걷기를 하며 몸과 마음의 스트레스를 날려버렸으면 좋겠다. 사회 곳곳에서 받는 스트레스는 이루 말할 수가 없다. 직장 가정 사회생활 속 스트레스, 취업준비생, 공부하는 학생 등 스트레스는 한두 가지가 아니다. 걸으면 몸과 마음이 안정되고 더 진취적인 생각이 떠오른다.

스트레스는 불안, 신경과민, 짜증, 불만족, 건망증, 우유부단, 우울 증세를 보인다고 한다. '국가건강정보포털' 의학정보는 '스트레스가 몸에 미치는 영향'을 다음과 같이 알려주고 있다.

심혈관 – 빠른 박동, 현기증, 흉통, 고혈압, 심근경색 등
호흡기 – 숨참, 과호흡, 천식 등

근골격계 - 두통, 목이 뻣뻣, 관절염, 이갈이, 요통, 어깨통 등

위장관련 - 오심, 구토, 위산 과다, 속쓰림, 설사, 복통, 장염 등

피부 - 손발 차가움, 발한, 가려움증, 피부 발진 등

기타 - 떨림, 장시간 앉아 있지 못함, 수면장애, 백일몽, 피로, 뇌졸중, 성기능 장애, 면역력 감소 등

스트레스가 만병의 원인이라는 말을 실감하지 않는가. 아무런 병명과 이유 없이 아프다면 몸과 마음, 머릿속에 스트레스가 꽉 차 있는 것이다. 힐링 걷기를 해라. 운동 걷기를 하고 있다고 의식하며 힘차게 걸어라. 시선은 10~15m 앞 땅바닥을 주시하고, 코로 깊이 숨을 들이마시고 입으로 내뱉어라. 힐링 걷기로 정신적 육체적 스트레스를 날려버리고, 몸과 마음을 치유하고 안정을 찾기 바란다.

좋아하는 H. G.라는 분은 평소 성격이 밝고 시부모님을 모시며 가정에 충실한 분이었다. 그런데 출근을 위해 새벽에 일찍 일어나던 중 쓰러져 두 차례의 뇌수술을 받았고 50대의 젊은 나이에 유명을 달리했다. 근면 성실하게 살아온 갑작스런 죽음에 온 가족과 직장 동료들에게 안타까움이 더했다. 빈소를 찾은 나는 눈물이 멈추지 않아 영정사진을 쳐다볼 수가 없을 정도였다. '왜 좋은 사람들만 떠나지.'라는 생각에 하늘이 원망스럽기도 했다. 나중에 들은 이야기지만 직장 상사로부터 지속적인 스트레

스를 받아왔다고 한다. 실적 업무 스트레스를 노골적으로 준 것이다. 직장 내 스트레스가 소중한 생명을 앗아가버린 것이라고 생각하니 가슴이 더욱 아팠다. 과도한 스트레스를 준다면 과감히 떠날 수도 있어야 한다. 절이 싫으면 중이 떠나듯이 사람이 싫으면 다른 부서로 떠나면 되지 않은가. 뒤 차기 한 방 허공에 날리면서 유유히 떠날 것이다. '반장님, 하늘나라에서는 힐링 걷기를 하면서 스트레스를 날려버리세요. 보고 싶습니다.'

T. G.라는 분은 나와 형과 동생처럼 지냈던 50대 중학교 축구 감독이다. 프로축구가 탄생하기 전 할렐루야 실업팀에서 선수 생활을 했다. 축구 선수 출신이지만 술 한잔 함께하면 유머도 많고 진솔한 분이었다. 학창 시절부터 축구를 하여 하체가 바위 돌처럼 굵고 단단했다. 그러던 그 분이 심장 질환으로 스텐트 시술을 받았다. 축구는 심폐지구력이 많이 요구되는 운동이지만 어떻게 심장병이 왔는지 알 수가 없었다. 현재 그 분은 교통사고로 안타깝게 세상을 떠났지만, 평소 짧고 굵게 살고 싶다던 말이 떠오른다. T. G 형님은 평소 자기 건강 관리는 제쳐놓고 학교 축구부 양성에 온갖 힘과 열정을 쏟아왔기에 안타까움을 더한다. 내가 건강해야 남을 위해 일할 수 있지 않겠는가. 젊을 때의 청춘은 잊어버리자. 현재만 생각하고 평범하고 꾸준한 운동을 하자. 걷기는 심폐 기능 향상으로 심장병을 막을 수 있다. 과거의 체력을 너무 맹신하지 말고 미래를 위해서 오늘은 힐링 걷기를 하자.

사람마다 스트레스 해소 방법도 저마다 다르다. 나의 스트레스 해소 방법은 과거와 현재가 다르다. 과거 20~40대에는 태권도 체육관에 걸린 샌드백 치고 차며 분풀이도 하고 쌓여 있던 스트레스를 해소했다. 그러나 중년이 되니 샌드백을 치고 차는 것은 힘들고 자칫 부상을 입을 수 있다. 갑작스런 운동은 근육과 관절에 많은 부상을 초래한다. 그래서 힐링 걷기와 뛰기를 꾸준히 한다. 나이가 들면 유연성과 근육량이 점차 없어진다. 운동 종목과 운동 방법 선택에도 신경을 써야 한다. 걷기만큼 평범하고 쉬운 운동이 어디 있겠는가.

울릉도 봉래폭포를 걸어 올라가면 올바른 건강 걷기 안내 표지판이 있다. 일주일에 5일 이상 하루 30분 이상 걸으면 웬만한 질병은 예방할 수 있다고 한다. 걷기의 효과로는 '하루 15분 이상 걷기는 수명을 3년 연장할 수 있습니다. 30분 이상 걷기는 관절염 발병률을 24~32%를 낮춥니다. 일주일에 한 시간 걷기는 심장 질병 위험을 낮춥니다. 걷기는 혈압을 낮추고 근육량, 유산소 능력을 높여줍니다.'라고 쓰여 있다. 걷기에 대한 좋은 점을 집약한 표현이다.

과거에는 잘사는 집은 잘 먹어서 뚱뚱하고, 못사는 집은 못 먹어서 홀쭉하던 시절이 있었다. 현재는 잘살고 못사는 빈부 격차는 비만의 원인이 아니다. 스트레스와 운동량 부족이 큰 원인이다. 먹은 만큼 활동하고 운동을 해야 한다. 책상에 앉아 있거나 승용차만 이용한다면 비만은 점점 늘어만 갈 수밖에 없다.

향후 최고 수명을 150세를 추측하는 과학자가 있다. 나이 70세는 명함도 못 내민다고 하지 않는가. 이제는 평균수명 100세 시대가 곧 다가올 것이다. 잘 살았는지 못 살았는지 인생 평가는 노년이 증명한다. 오래 걸을 수 있고 건강하게 살아야 한다.

걷기는 몸과 마음의 스트레스를 치유하여 건강하게 오래 살 수 있도록한다. 영국의 역사가인 G.M. 트레벨리안은 "나에겐 두 명의 주치의가 있다. 왼쪽 다리와 오른쪽 다리다."라고 말하고 있다. 그만큼 걷기는 최고의 운동 방법이다. 만약 오늘부터 운동 걷기를 시작한다면 인생 최고의 선택을 한 것으로, 내일은 가장 건강한 몸과 마음을 얻게 될 것이다. 스트레스는 만병의 원인이다. 꾸준한 힐링 걷기를 생활화하자.